生
健
康
U0237353

一生健康的用药必知系列科普丛书 *

丛书总主编：赵　杰
名誉总主编：阚全程
副 总 主 编：王婧雯　文爱东　王海峰　李朵璐　杨　勇
组 织 编 写：中华医学会临床药学分会

避免旅途变囧途——

旅行必备药品清单

分 册 主 编：王婧雯　张　鹏　王　旁　李东锋
副　主　编：丁　楠　马丽娟　王聪聪
编　　　委：（以姓氏笔画为序）
丁　楠　马丽娟　王　旁　王婧雯　王聪聪　孙永瑞
牟　菲　李东锋　张　鹏　徐芳琴　潘慧敏
专业校审专家：张　琰　梁　蓉

避免旅途变囧途

旅行必备药品清单

丛书总主编 • 赵杰

名誉总主编：阚全程
组 织 编 写：中华医学会临床药学分会
分 册 主 编：王婧雯　张　鹏　王　旁　李东锋

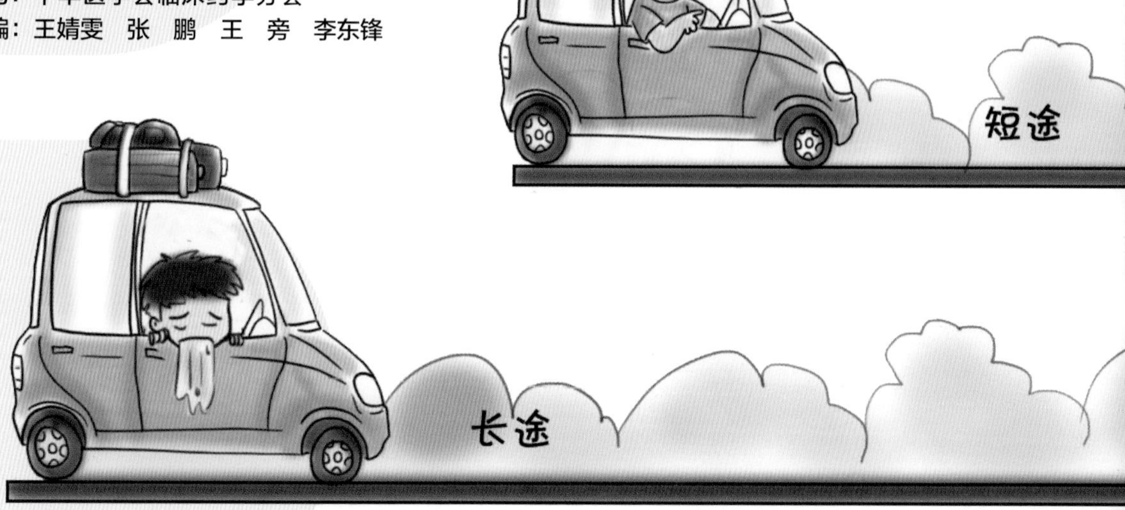

人民卫生出版社
·北　京·

阚序

药物的使用在疾病的预防、诊断、治疗中几乎贯穿始终。根据 2019 年世界卫生组织公布的数据，由用药引发的不良事件是全球导致住院死亡和伤残的重大原因之一，全球 1/10 的住院人次由药物不良事件导致，15% 的住院花费由药物不良事件产生。然而，83% 的药物不良事件是可以预防的，关键在于用药是否合理。根据调查，民众大多不了解正确的服药方法和服药原则，缺乏安全用药常识。因此，向大众传播合理用药的知识和理念，开展全民健康用药科普势在必行。

现代医学模式从传统的疾病治疗转向健康管理，健康教育变得尤为重要。党的十九大报告明确提出了“实施健康中国战略”，将“为人民群众提供全方位全周期健康服务”上升到国家战略高度。随着人们对用药安全愈加重视，用药科普宣传逐渐增多，其目的是要让民众对错误用药行为从认识上、行为上作出改变。科普看似简单，其实不然，做好科普是一项高层次、高难度、高科技含量的创造性工作。优秀的科普读物应具备权威、通俗、活泼的特征，然而，目前市售的用药科普读物普遍存在内容不严谨、语言不贴近百姓、可读性不佳、覆盖人群不全面等问题。

《一生健康的用药必知》系列科普丛书是在国家大力倡导“以治病为中心”向“以人民健康为中心”转变的背景下应运而生的，由中华医学会临床药学分会专业平台推出，组织全国各专业药学专家精心策划编写而成。全套丛书聚焦百姓用药问题，针对常见用药误区和知识盲点，把用药的风险意识传递给民众，让民众重视用药问题，树立起合理用药的理念。其内容科学实用，使读者阅读后对全生命周期的每一环，以及常见生活场景中出现的用药问题都能有所了解。这套丛书在表现形式上力求生动活泼、贴近百姓；在语言表达上力求通俗易懂、简洁明了，面向更广泛的受众，帮助民众树立健康意识。可以说，本套丛书的出版必将对促进全民健康、提高国民教育水平，产生全局性和战略性的意义。

本套丛书的撰写凝聚了所有编者的智慧和辛劳，在此向你们致以衷心的感谢和诚挚的敬意！

杨序

作为一名医务工作者，我始终关注着中国老百姓的用药安全和科普教育。我国医学科普传播与欧美发达国家相比，仍然处于相对落后状态。国家统计局 2019 年数据显示，我国公众具备基本科学素养的人数虽较之前有了大幅提升，达到了 8.47%，但仅相当于发达国家 10 年前的水平。随着生活水平的提高，民众健康意识开始觉醒，新媒体的发展也使科普工作有了更丰富、更灵活的方式。但面对漫天的“医学科普”、良莠不齐的海量信息，普通民众有时难以分辨。更有甚者，一些打着医学科普旗号的“伪科学”和受商业利益驱使的所谓“医学知识”大行其道，严重误导民众。另外，当前市面上见到的多数药学科普书籍还存在表现形式不够生动活泼、专业术语晦涩难懂等问题，让大多数读者望而生畏，使药学科普很难真正走进老百姓的生活。

今天，我欣喜地看到，由中华医学会临床药学分会倾力打造的《一生健康的用药必知》系列科普丛书，汇集了中国临床药学行业核心权威专家倾心撰写，为读者提供了值得信赖的安全合理用药知识。丛书突破了目前市面上医学科普书题材单一、语言枯燥、趣味性差等缺点，以大众用药需求为引领，站在用药者的角度，针对读者在全生命周期可能遇到的用药问题与困惑，用最通俗的语言，做最懂百姓的科普。把晦涩的医药知识变得浅显易懂、活泼轻松，让百姓可以真正掌握正确用药方法。对于中华医学会临床药学分会对我国药学科普事业所做出的努力和贡献，我深感欣慰，感谢编委会全体人员的辛勤付出，将这样一套易懂实用、绘图精良、文风活泼的药学科普图书呈现给广大读者，为百姓提供了指掌可取的药学知识。

如今，政府对科普事业高度重视、大力支持，人民群众对用药健康的关注日益迫切，可以说，《一生健康的用药必知》系列科普丛书正是承载着百姓的期望出版的。全民药学科普是一项系统工程，新一代的药学同仁重任在肩，担负着提升公众安全用药意识、普及合理用药知识的重任。为了让公众更直观地接触药学知识，提升公众合理用药的意识，新时代的药学科普工作者应努力提高科普创作能力，不断提升科普出版物的品牌影响力，更广泛地发动公众学习安全用药的知识，让药学科普普惠民生。

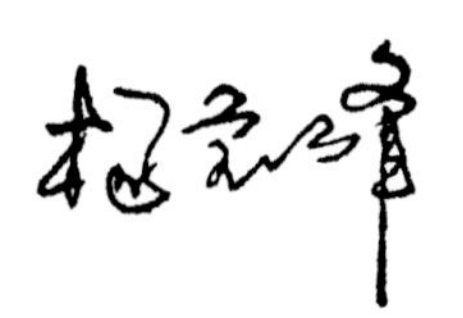

赵序

要建设世界科技强国，科技创新与科学普及具有同等重要的地位。但我国的科普现状令人担忧，一方面我国公民科学素养较发达国家偏低，同时虚假广告、“伪科学”数不胜数，严重误导民众，甚至出现“科普跑不过谣言”的局面。另一方面，现有的科普读物普遍存在专业性强、趣味性弱、老百姓接受度低的现象，最终导致我国科学普及度不高。药学科普是健康科普的重要组成，做好药学科普工作是我们这一代中国药学工作者的责任和使命。

什么样的药学科普能走进百姓心里？我想，一定是百姓需要的、生活中经常遇到的用药问题。中华医学会临床药学分会集结了全国临床药物治疗专家及一线临床药师力量编写了《一生健康的用药必知》系列科普丛书，目标是打造中国最贴近生活的药学科普，最权威的药学科普，最有用的药学科普。这套丛书以百姓需求为出发点，以患者的思维为导向，以解决百姓实际问题为目标，形成了15个分册，包含从胎儿、儿童、青少年、孕期、更年期直到老年的全生命周期的药学知识和面对特殊状况时的用药解决方案，其中所涉及的青少年药学科普、急救药学科普、旅行药学科普、互联网药学科普均是我国首部涉及此话题的药学科普图书。本套丛书用通俗易懂、形象有趣的方式科学讲解百姓生活中遇到的药学问题，让人人都可以参与到自身的健康管理中，可大大提升民众的科学素养。

《国务院关于实施健康中国行动的意见》中明确提出，提升健康素养是增进全民健康的前提，要根据不同人群特点有针对性地加强健康教育，要让健康知识、行为和技能成为全民普遍具备的素质和能力，并同时将“面向家庭和个人普及合理用药的知识与技能”列为主要任务之一。中华医学会作为国家一级学会，应当在合理用药科普任务中、“健康中国”的战略目标中贡献自己的力量。在此，感谢参与此系列丛书编写的所有编者，希望我们可以将药学科普这一伟大事业继续弘扬下去，提高我国国民合理用药知识与技能素养，为实现“健康中国”做出更大贡献。

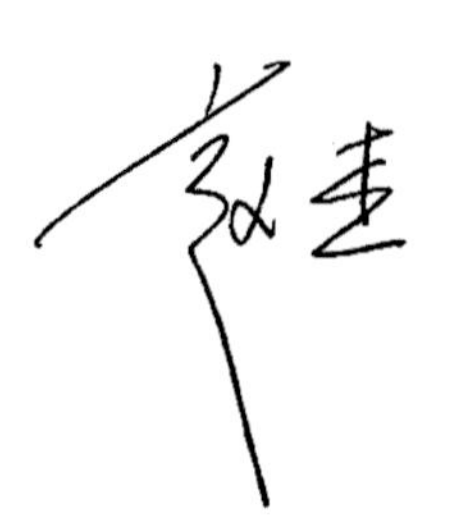

前言

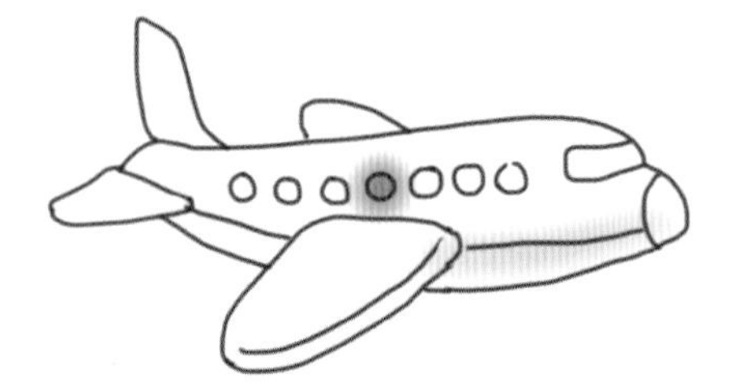

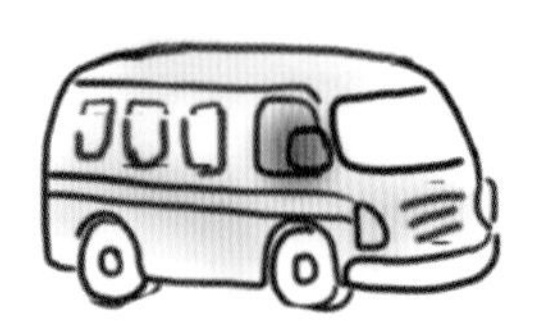

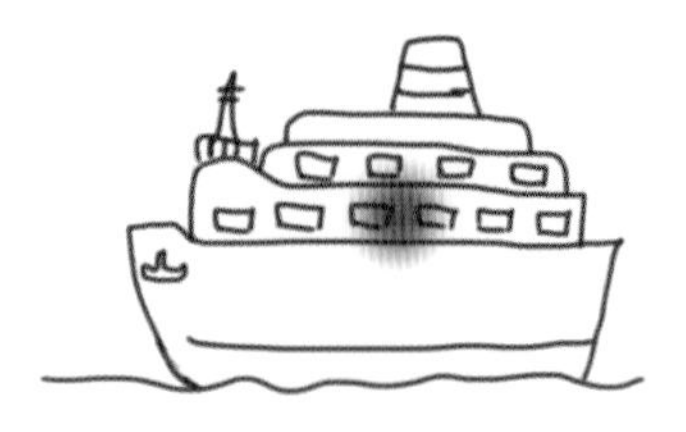

每个人心中，都有一个梦里古镇、流水江南、烟笼人家……背上行囊，来场说走就走的旅行，带着灵魂去寻找心之所向，从夏蝉鸣叫到雪花飘飞，从韶华年茂到眉宇沧桑。旅行达人们跨越万水千山，从海洋到沙漠，从高山到盆地，穿越雨林，翻过山丘，走进湿地，登上雪域，尽情享受滑雪、划水、冲浪、攀岩、骑行等各类户外活动带来的喜悦。无论是美景对心灵的洗涤，还是旅途劳顿中的难以入眠，各番滋味都是一场际遇。出门在外，饮食、水质、气候、地理环境等发生变化，再加上旅途中容易疲劳，抵抗力也随之下降，常常会遇到一些健康方面的小问题，尤其是带着老人和孩子一起出游，更需要做到防患于未然。哪些药品是旅行中需要随身携带的？回答这个问题，我们要了解自身需求并具备一定的用药知识。

《避免旅途变囧途——旅行必备药品清单》是全国首本为热爱旅行的人士量身打造的药物知识科普图书，包括 16 篇文章。书中针对旅客不同身份特点、不同旅行气候环境，对旅途中可能遇到的一些小困扰，如水土不服、肠胃炎、晒伤冻伤、蚊虫叮咬、过敏、磕磕碰碰、感冒发烧、高原反应、失眠焦虑等，介绍了需要您关注的安全用药问题。旅行前阅读本书，可帮助身处旅途中的您了解相关疾病知识，提高应对突发情况的能力，做到合理用药，让您尽情享受旅途的欢愉，避免旅途变囧途。

王婧雯

2021 年 1 月　西安

目录

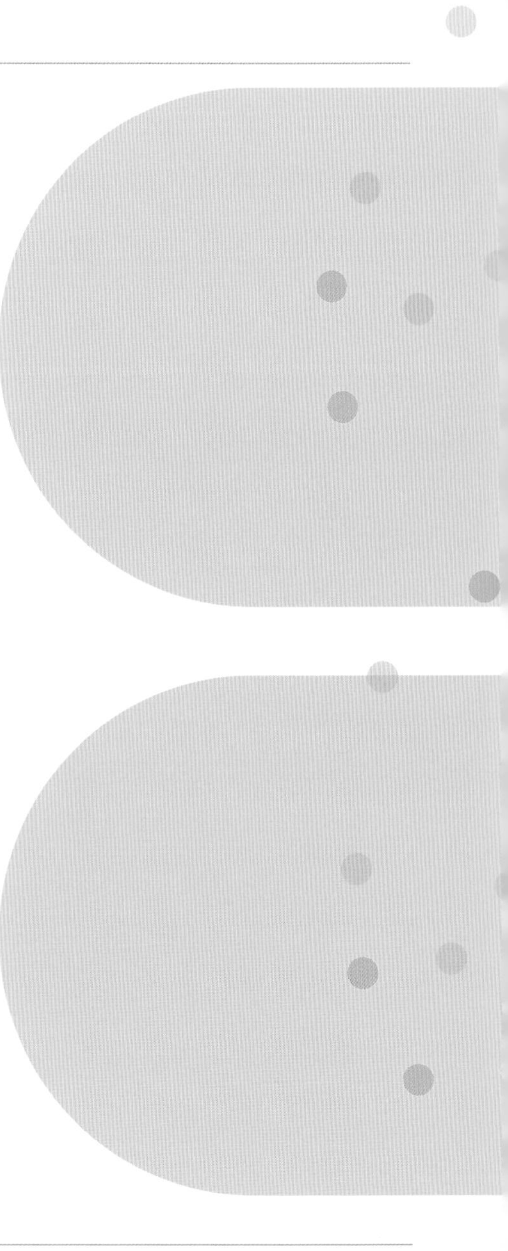

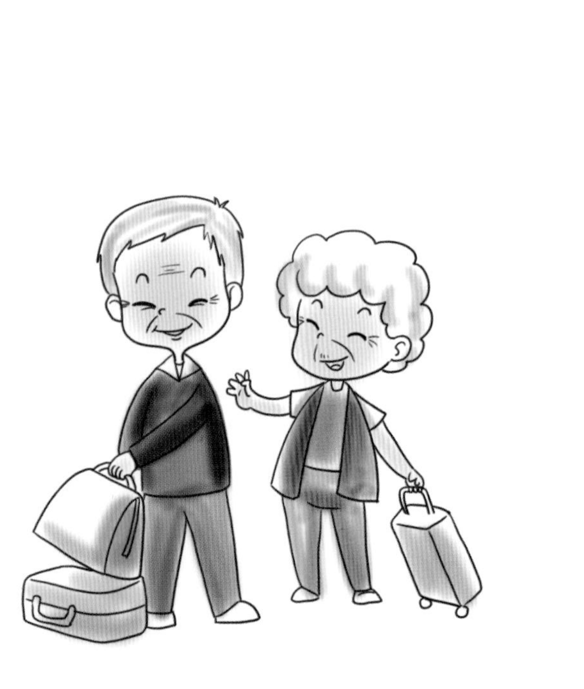

1

旅行中
晕车、晕船、晕机
如何用药？

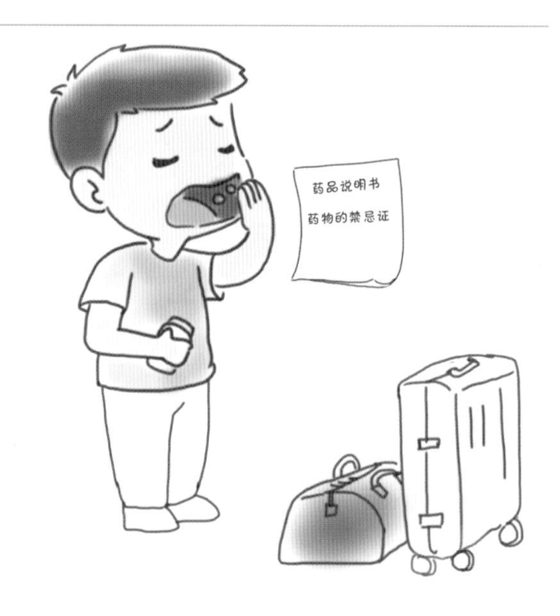

盼望的假期一到，喜欢出游的朋友就按捺不住了，但也有不少人对即将到来的旅途总是惴惴不安，因为一个问题——“晕”始终困扰着大家。医学上我们把这种晕车、晕船、晕机的症状称之为晕动病，也叫运动病。发生晕动病，原因是大脑接收到来自感觉器官的抵触信息：交通工具运动时所产生的颠簸、摇摆或旋转等任何形式的加速运动，刺激人体的前庭神经而产生症状。中枢神经系统对这种压力产生的应答使大脑中的恶心中枢活动，因此出现头晕、恶心、反胃、出冷汗等症状。

虽然大家在生活中已经总结了一些小妙招来暂时缓解各种症状，比如喝食醋或者吃橘子等，但是有时效果还是不太理想，小妙招不管用就得吃药，那如何用药呢？

一、服用适合的晕车药

现在市面上治疗晕车的药品种类繁多，如何选择适合自己的晕车药，是不少人的困惑。我们根据出现晕车的症状不同，总结出了以下几种药品，以便为有晕车困扰的您提供一些帮助。

药品	适用症状	注意事项
盐酸异丙嗪片	用于晕动病，如晕车、晕船、晕飞机	肝、肾功能不全，急性哮喘，心血管疾病，高血压，胃溃疡，幽门或十二指肠梗阻，呼吸系统疾病，癫痫患者慎用
茶苯海明片	用于防治晕动病，如晕车、晕船、晕机所致的恶心、呕吐	可与食物、果汁或牛奶同服，以减少对胃刺激。服用本品期间不得饮酒或含有酒精的饮料
盐酸苯海拉明片	用于预防和治疗晕动病	重症肌无力者、闭角型青光眼、前列腺肥大患者禁用
盐酸地芬尼多片	用于防治多种原因或疾病引起的眩晕、恶心、呕吐，如乘车、船、飞机时的晕动病等	青光眼、胃肠道或泌尿道梗阻性疾病以及心动过速患者慎用
颠茄片	解除平滑肌痉挛，抑制腺体分泌	青光眼患者忌服
复方氢溴酸东莨菪碱贴膏	用于防治乘车、船和飞机引起的眩晕、恶心和呕吐等晕动病症状	不得贴于皮肤破溃处。对本品过敏者禁用，过敏体质者慎用
东莨菪碱贴片	预防晕动病伴发的恶心、呕吐	因东莨菪碱接触到眼睛时可能引起一过性的扩瞳和视力模糊，建议在触摸过贴剂后立即用肥皂和水彻底清洗双手
苯巴比妥东莨菪碱片	用于防治乘车、船和飞机引起的眩晕、恶心和呕吐等晕动病症状	青光眼、前列腺肥大、严重心脏病、器质性幽门狭窄、麻痹性肠梗阻以及肝硬化患者、孕妇及哺乳期妇女禁用。有卟啉病史、哮喘史及未控制的糖尿病患者禁用
甲氧氯普胺片（胃复安片）	由晕动病所致的恶心、呕吐、嗳气、消化不良、胃部胀满、胃酸过多等症状的对症治疗	本品遇光变成黄色或黄棕色后，毒性增高
多潘立酮片（吗丁啉）	由食道炎等疾病引起的恶心、呕吐等症状的对症治疗	肝、肾功能不全，心血管疾病者慎用
五苓散（胶囊、片）	温阳化气，利湿行水。用于膀胱化气不利，水湿内聚引起的小便不利，水肿腹胀，呕逆泄泻，渴不思饮	
藿香正气水	解表化湿，理气和中。用于外感风寒、内伤湿滞或夏伤暑湿所致的感冒，症见头痛昏重、胸膈痞闷、脘腹胀痛、呕吐泄泻	忌烟、酒及辛辣、生冷、油腻食物，饮食宜清淡。不宜在服药期间同时服用滋补性中药
风油精	清凉，止痛，驱风，止痒。用于蚊虫叮咬及伤风感冒引起的头痛、头晕，晕车	皮肤有烫伤、损伤及溃疡者禁用。涂药时注意不要将药误入眼内。外搽后皮肤出现皮疹瘙痒者应停用。瓶盖宜拧紧，以防止药物挥发

上述这些治疗晕车的药品成分不同，其药效持续时间也各不相同，故还要依据乘车时间长短选用合适的药物。

√ 对于旅程较短（小于 6 小时）的轻、中度晕车，推荐提前服用茶苯海明片预防；对于敏感者，建议提前按医嘱服用盐酸异丙嗪片。

√ 对于旅程较长（大于 6 小时）的轻度晕车，建议首选东莨菪碱贴片，必要时使用盐酸异丙嗪片；对于中、重度晕车，仍建议首选东莨菪碱贴片，效果不佳者可重复使用盐酸苯海拉明片或盐酸异丙嗪片。

二、找准服用晕车药的“时机”

晕车药在很大程度上可以缓解不适的症状，但这类药的服用时间是有一定讲究的，服用时间不科学可能导致疗效欠佳。晕车药在选用时，应根据自己的旅途行程长短来综合选择合适的药物，一般在出发前服用药物才可起到预防和治疗晕车的目的。

建议您按照以下方法应用常用的晕车药：

√ **盐酸异丙嗪片**，用于防止晕动症时要及

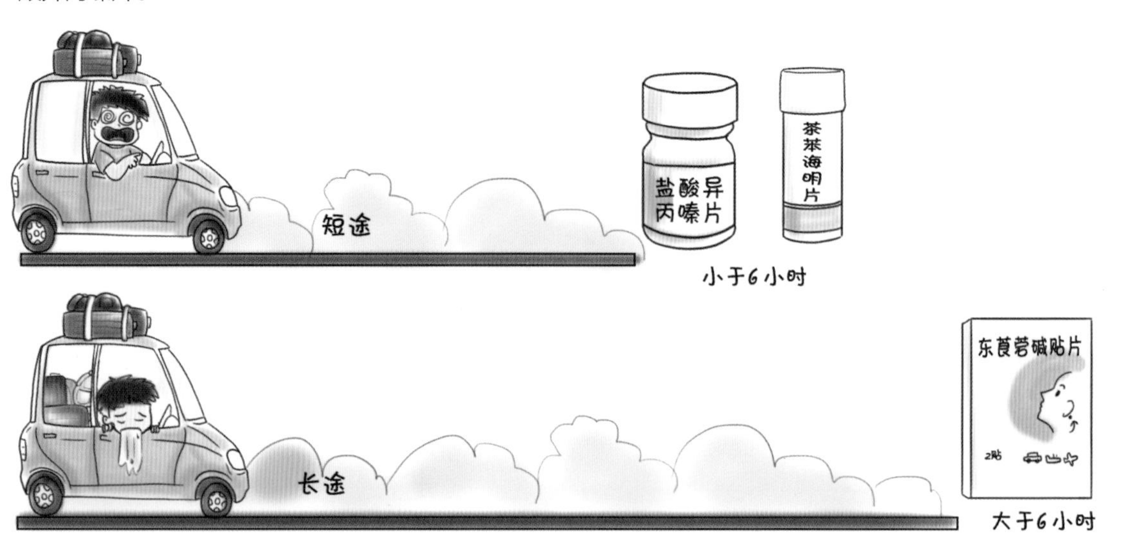

早服药。必要时，每日 2 次。口服时，可与食物或牛奶同时服，以减少对胃黏膜的刺激。

√ **茶苯海明片，**宜出行前 30 分钟服药，每 4 小时服药 1 次。

√ **盐酸苯海拉明片，**出行前至少提前 30 分钟服用，提前 1～2 小时效果最佳。

√ **盐酸地芬尼多片、颠茄片，**建议上车前 30 分钟服用，每日可根据晕车严重程度服用 3 次。

√ **复方氢溴酸东莨菪碱贴膏，**吸收相对较慢，建议出发前 5～6 小时将其贴在耳根后无毛发的部位，乘车结束后取下药片。

√ **东莨菪碱贴片，**在需要发挥抗晕动病作用前至少 4 小时，将其贴在一侧耳后没有头发的干燥皮肤上。如果贴剂发生移动，则应弃去不用，另换一枚新的贴剂贴在另一侧耳后无毛发的皮区。苯巴比妥东莨菪碱片，乘车前 20 分钟口服，每 4 小时可续服 1 片，24 小时内不可超过 4 片。

√ **甲氧氯普胺片、多潘立酮片，**乘车前 15～30 分钟或餐前半小时服用，晕车严重者可口服 2 片，服后减少头部运动，保持情绪愉快稳定。一日量不可超过 10 片。

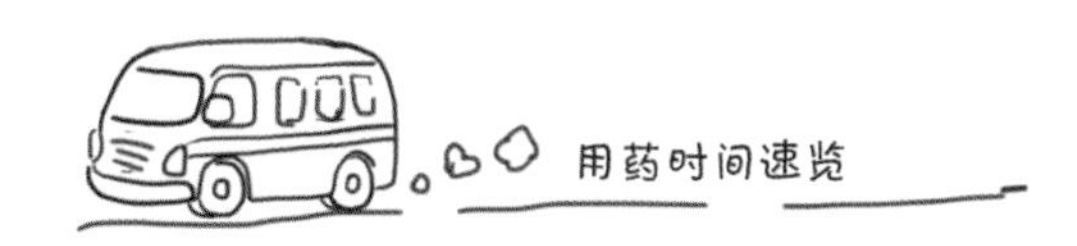

盐酸异丙嗪片：及早服药

茶苯海明片：出发前30分钟服药，每4小时服药1次

盐酸苯海拉明片：出发前30分钟服用

盐酸地芬尼多片、颠茄片：出发前30分钟服用

复方氢溴酸东莨菪碱贴膏：出发前5～6小时

东莨菪碱贴片：出发前4小时

甲氧氯普胺片、多潘立酮片：乘车前15～30分钟

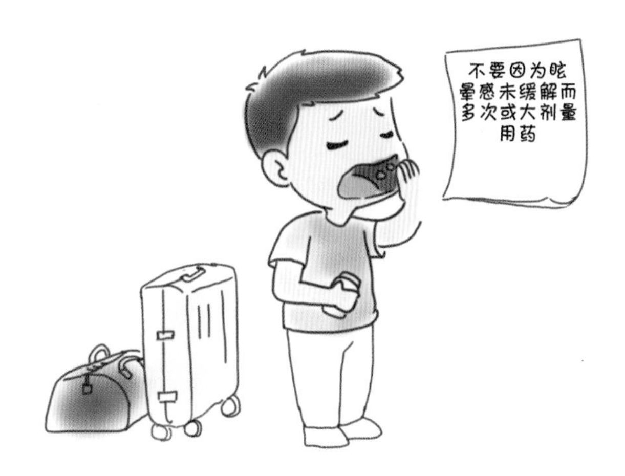

√ **中药制剂**，五苓散胶囊和藿香正气水可在途中口服。如果感到头疼，可滴几滴风油精均匀地涂抹在太阳穴周围，并稍加按摩，可使头疼得到缓解。

在服用晕车药时，应根据药品说明书注意用药间隔和剂量，不要因为眩晕感未缓解而多次或大剂量用药，以免发生药品不良反应；儿童与老年人用药需仔细阅读药品说明书，考虑是否需要调整剂量；选用晕车药前还要考虑药物的禁忌证，不可盲目选用药物，尤其是青光眼患者需更加注意。此外，如还在服用其他药物的患者，需注意是否含有与该晕车药物相同的成分，以免重复用药。

三、掌握减轻晕车痛苦的小技巧

“不怕一万，就怕万一”。万一出行前没来得及或忘记服用晕车药，或服用了晕车药还是出现了晕车的症状，该怎么办？

下面给您推荐一些缓解晕车症状的小技巧：

√ 选择汽车前部、飞机或轮船中部的座位，因这些位置震动最轻微。

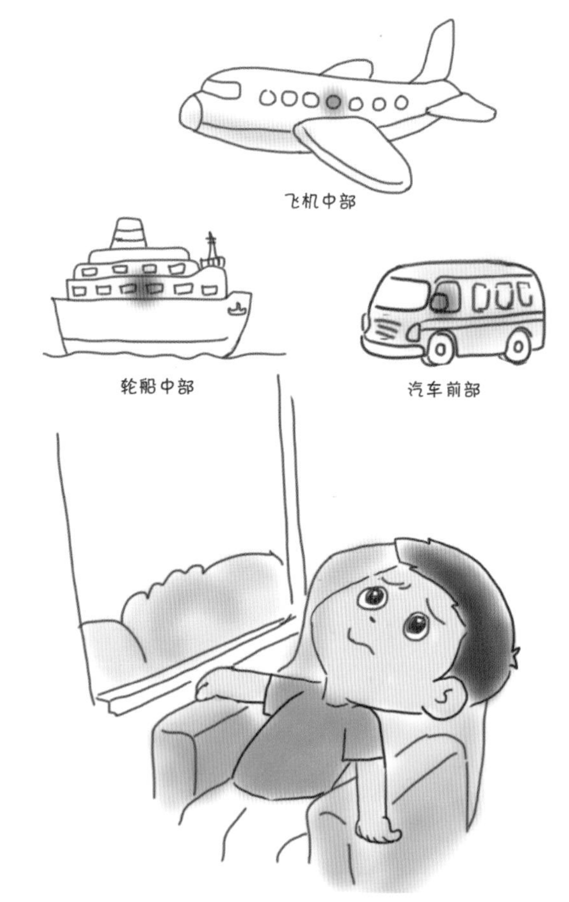

保持半卧位，尽量减少头部和身体的运动

√ 情况允许时，应保持半卧位，尽量减少头部和身体的运动。

√ 将视线固定于地平线或其他固定的目标，避免固定于移动的物体。

√ 避免阅读，包括纸质读物及电子设备。

√ 如果在下铺或密闭舱内，宜设法改善通风条件。

√ 情况允许时，避免或减少加速、减速、转弯或旋转运动。

最后还是要提醒您：有些疾病服用晕车药需谨慎。“是药三分毒”，晕车药也不例外，并非人人适用。

患有闭角型青光眼、冠心病、哮喘、肾功能不全、甲亢及高血压病者禁用以下药物：盐酸异丙嗪片、盐酸苯海拉明片、茶苯海明片（乘晕宁、晕海宁）、东莨菪碱贴片、颠茄片、复方氢溴酸东莨菪碱贴膏、盐酸地芬尼多片（眩晕停）。

患有前列腺肥大、重症肌无力和胃肠道或泌尿道梗阻性疾病者慎用以下药物：甲氧氯普胺片（胃复安）、多潘立酮片（吗丁啉）、藿香正气水、风油精、盐酸地芬尼多片（眩晕停）等。

宁夏医科大学总医院：张鹏、马丽娟

2

旅行遇高温，要防中暑和晒伤！

炎热的夏季，酷热而又充满激情，旅行达人们跨越万水千山，从海洋到沙漠，从高山到盆地，穿越雨林，翻过山丘，走进湿地，尽情享受划水、冲浪、攀岩、骑行等各类户外活动带来的挑战与欢乐。在享受缤纷夏日的同时，无论烈日骄阳还是闷热潮湿，都会给出行带来一定困扰，防中暑和晒伤是当务之急，掌握下面这些旅行用药知识，会让您的旅途更加愉快。

一、中暑了怎么办?

发生中暑时，每个人的症状有所不同，在

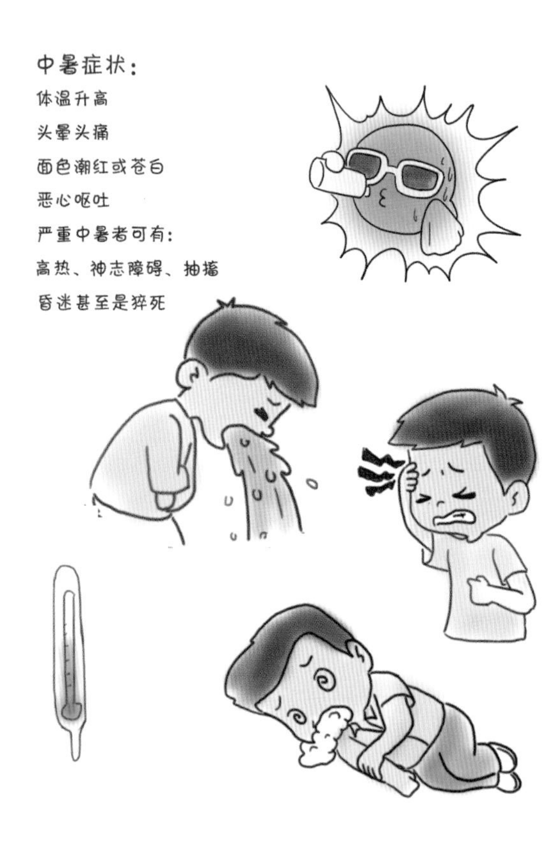

处理上也有所区别，所以依据症状来诊断家人、朋友是否发生了中暑非常有必要。**一般中暑可见：**体温升高、头晕头痛、乏力眩晕、面色潮红或苍白、皮肤干燥或大量出汗、注意力不集中、动作不协调、恶心呕吐、脉搏和呼吸加快。**严重中暑者可有：**高热、神志障碍、抽搐、昏迷甚至是猝死。

1. 一般中暑的处理措施首要是给患者降温。

应尽快将患者移至清凉的地方，用凉的湿毛巾敷前额和躯干。

2. 严重中暑的急救措施

√ 将患者移至清凉处。

√ 让患者躺下或坐下，并抬高下肢。

√ 降温。用凉的湿毛巾敷前额和躯干，或用湿的大毛巾、床单等把患者包起来，用电风扇等促其降温。注意不要用酒精擦拭患者的身体。

√ 让神志清楚的患者喝清凉的饮料，如果患者神志清楚、呼吸及吞咽均无困难，可以喝适量盐水（每100ml加盐0.9g），注意不要喝酒或咖啡。

√ 如果患者病情无好转，应送医院急救。

二、哪些药可以防治中暑?

防治中暑的药物主要有两类：防暑药和解暑药。

1. 防暑药

药品	适用症状	注意事项
藿香正气口服液	可用于暑天里因暴晒、炎热等原因产生的头昏、腹痛、呕吐等	忌烟酒及辛辣、生冷、油腻食物，不宜同时服滋补性中药
金银花露	用于夏日口干烦躁、头晕、小便黄	服用时，饮食宜清淡，不宜同时服滋补性中药
风油精	用于因受暑热所引起的头痛等	外擦于太阳穴和前额上即可，若误入眼部即刻用清水冲洗
清凉防暑颗粒	用于暑热、身热、口干、小便黄和预防中暑	服用时，饮食宜清淡，孕妇慎用

以上 4 种防暑药只有“防”的功能，对于已经中暑的患者来说是不适用的。如果已经出现了中暑症状，应根据情况选用下面 4 种解暑药。

2. 解暑药

药品	适用症状	注意事项
人丹（仁丹）	祛风健脾。用于轻度中暑	服用时，饮食宜清淡，不宜同时服滋补性中药。脾胃虚寒泄泻者慎用，婴幼儿、孕妇慎用
十滴水	健脾、祛暑。用于因中暑而引起的头晕、恶心、腹痛、肠胃不适	服用时，饮食宜清淡，不宜同时服滋补性中药。孕妇忌服
六一散	清暑利湿。用于发热、身倦、口渴、泄泻、小便黄少或灼热	服用时，饮食宜清淡，不宜同时服滋补性中药
行军散	辟温、解毒、开窍。用于夏伤暑热、头目眩晕，腹痛吐泻	孕妇慎服

除了药物治疗外，中暑时还需要注意饮食，以促进尽快康复。

√ **避免过量饮水：**中暑后须大量补充水分和盐分，但过量饮用热水会更加大汗淋漓，反而造成体内水分和盐分进一步大量流失，严重时会引起抽搐现象。如此便得不偿失了。正确的方法应是少量多次饮水。

√ **避免过量进食：**不能吃油腻味腥的食物，过多地食用油腻味腥的食物会增加消化系统的负担，使大量血液滞留于胃肠，而输送到大脑的血液便相对减少，营养物质也不能被充分吸收，所以应尽量多吃一些清淡爽口的东西，以适应夏季的消化能力。

√ **避免偏食辛辣：**夏季阳浮于外、阴液不足，而辛辣燥热的食物更能助热，还会让你的肌肤上蹦出几颗小疙瘩。因而，应尽量少吃或不吃辛辣食物。

√ **避免冷食伤身：**身体干渴的时候，冷饮和瓜果类食物常让人爱不释口，但中暑后这两样东西也不能多吃，凉性食品会损伤你的脾阳。

三、如何预防晒伤?

晒伤是指日照性皮炎，是正常皮肤经暴晒后产生的一种急性炎症反应，不做好防护极有可能产生皮肤红肿、脱皮、黑斑和变黑等问题。尤其需要注意的是阳光中的紫外线能穿透皮肤，破坏细胞的 DNA，使皮肤失去弹性，严重的还会引起皮肤癌。特别是敏感性肌肤，因为角质层较薄，更容易晒伤。

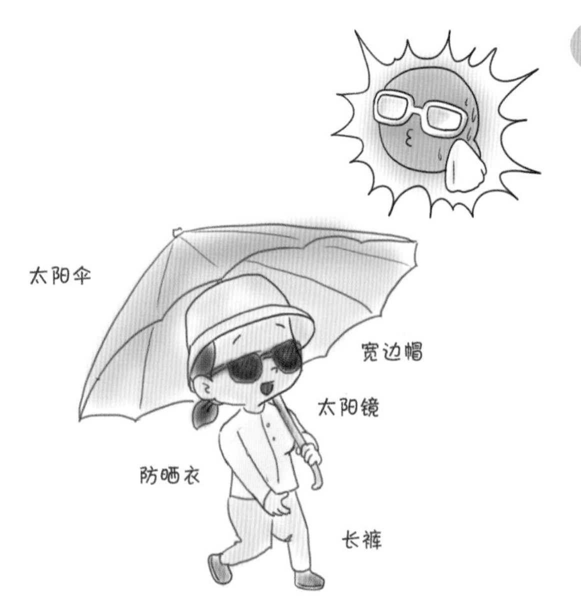

做到以下三点可以帮您预防晒伤：

√ 经常参加室外锻炼，增强皮肤对日晒的耐受能力；在上午 10 时到下午 2 时日光照射最强时尽量避免户外活动或减少活动时间。

√ 避免日光暴晒，外出时注意防护，如撑伞、戴宽边帽、穿长袖衣服。

√ 若在户外，建议常规应用防晒系数（sun protection factor，SPF）15 以上的防晒霜，有严重光敏者需用 SPF 30 以上的高效防晒霜。

四、晒伤了怎么办?

1. 被太阳晒伤后，尽量不要选择药物治疗

根据晒伤的程度不同可以选用不同的方法来处理。

√ **轻微晒伤：**皮肤会处于一个较高的温度，这时候不妨尝试冷敷皮肤，用湿的冷毛巾大约半小时敷一次，持续 4～5 小时。或进行冷水浴，然后再涂上滋润保湿且有舒缓效果的晒后舒缓滋润霜，这样能马上补充肌肤水分，降红降敏，令火辣发红的肌肤得到镇静及舒缓。

√ **中度晒伤：**芦荟胶或者新鲜的芦荟汁液

涂抹在晒伤部位，有比较好的修复效果。

√ **重度晒伤：**如果晒伤比较严重，并且出现疼痛、肿胀、起水疱，甚至在暴晒后 12 小时内出现了发热、发冷、头昏眼花、反胃等症状，应尽快就医，必要时予以药物治疗。

2. 无法缓解，应该怎么用药?

√ 可在医生的指导下使用一些止痛药物，比如阿司匹林，该药物可以缓解轻度以及中度晒伤所引发的红肿以及痒痛症状，也可在皮肤泛红之前，合理服用阿司匹林。

√ 必要时还可口服维生素 E、维生素 B，或者使用马来酸氯苯那敏（扑尔敏）、谷维素等药物，都能起到较为满意的治疗效果。

√ 同时还可使用一些外用药物，比如尿素软膏、丁酸氢化可的松乳膏（尤卓尔）等，直接涂抹在皮损部位，治疗期间要注意皮肤卫生，而且要注意多休息。

空军军医大学第一附属医院：王聪聪

3 玩冰雪项目，小心摔伤和冻伤！

冬天来了，喜欢冰雪项目的朋友早就摩拳擦掌安排上日程了。冰雪项目具有一定的危险性，初学者因为身体协调性和运动能力有差异，摔伤现象较为常见，但即使是个中高手，也还是要小心。还有一种伤害很容易被大家忽视，那就是冻伤。如果没有做好防护措施，很容易导致受冻部位瘙痒、皮肤苍白、局部肿胀、疼痛。

玩刺激的冰雪项目就怕出现这些小麻烦，懂得突发状况时如何选择适合的药物应对，可以助您更好地享受冰雪项目的欢乐。

一、摔伤了该怎么处理?

滑倒、摔伤在冰雪运动中很常见，及时得当的处理可以将伤害降到最低，掌握下面科学的药物使用方法，可以帮您自行处理一些突发状况。但如果遇到骨折，要保持镇定，及时拨打急救电话，等待救援。在等待救援的过程中，不可擅自移动骨折部位。

突发状况	药物	处理方法
划伤	创可贴	（1）对于浅表性创面可临时性包扎。 （2）尽量少与水接触，及时更换。 （3）使用时间最好不要超过 3 天
擦伤	聚维酮碘溶液（碘伏）	（1）伤口浅、面积较小时，消毒伤口周围皮肤。 （2）伤口有污染物时，先用生理盐水冲洗再涂抹
裂伤		（1）没有明显出血，伤口干净，可以外涂。 （2）有明显出血的大裂伤、伤口在脸上，消毒伤口周围皮肤后及时就医缝合
外伤合并感染	莫匹罗星	（1）使用时间一般控制在 3～5 天内。 （2）对聚乙二醇过敏的人群尽量避免使用
扭伤	红花油	（1）扭伤 24 小时以内，先冷敷，切勿用药。 （2）24 小时以后再使用方可消炎、散瘀、止痛
闭合性跌打损伤	云南白药	（1）喷时距离皮肤 5～10cm，时间控制在 3～5 秒。 （2）刚喷完 24 小时内不要按摩

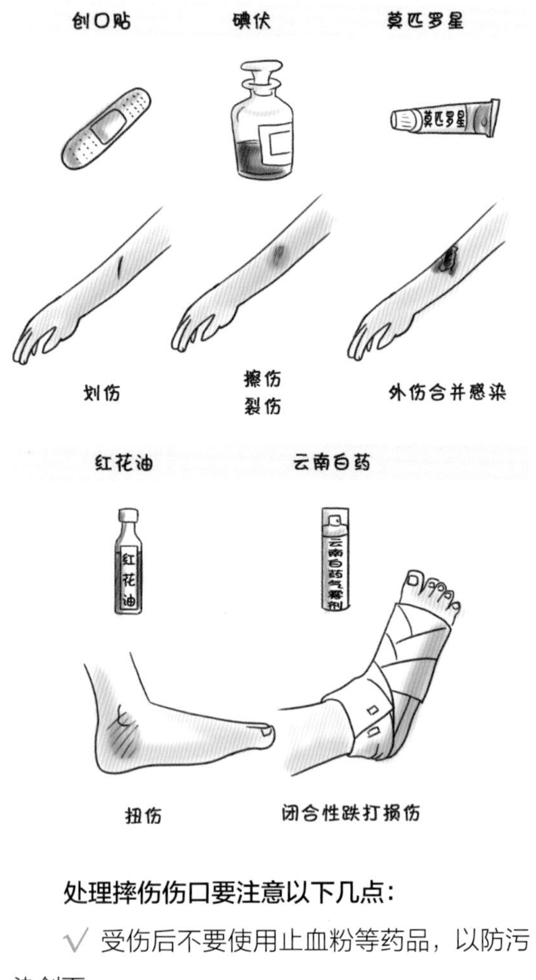

处理摔伤伤口要注意以下几点：

√ 受伤后不要使用止血粉等药品，以防污染创面。

√ 伤口包扎不要过紧过厚。

√ 不要随意使用过氧化氢溶液（双氧水）、碘酊（碘酒）、酒精等刺激性的外用消毒药剂。

√ 伤口不要过度清洁。

二、用对药，轻松解决冻疮烦恼

冻疮是冻伤中最轻的类型，发生在皮肤表层，情况严重者，可出现水疱。北方有一句俗话“冬至不端饺子碗，冻掉耳朵没人管”，说的其实就是冻疮。冻疮是因为天气寒冷所引起的局限性皮肤炎症损害，易发生于肢体末梢及暴露的部位，如手、足、耳垂、鼻尖、面颊等。预防冻疮最好的方法就是保暖，穿保暖的鞋袜、手套，外出穿戴防冻耳罩，以及促进易发生冻疮部位的血液循环：日常按摩冻疮易发部位，可预防冻疮的形成。

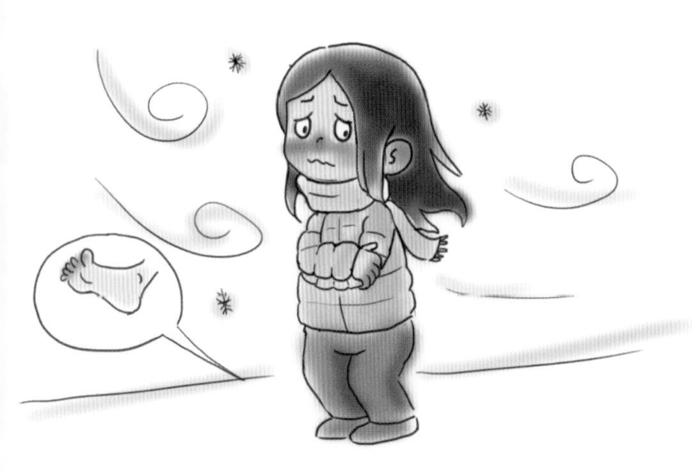

如果冻疮已经形成，建议进行药物治疗，**常见的治疗冻疮的药物有以下几种：**

药品名称	功效作用
肝素钠乳膏	具有抗凝与抗血小板聚集作用，能改善皮肤血液循环，用于早期冻疮的治疗
冻疮膏	治疗冻疮。樟脑有促进局部皮肤血液循环、止痛、止痒作用，所含硼酸有轻度抗菌消炎作用
创灼膏	具有排脓、拔毒、去腐、生皮、长肉的功效。用于冻疮溃烂的治疗
复方鱼肝油氧化锌软膏	氧化锌具有一定的收敛、保护及干燥作用；鱼肝油有增加患处营养、加速伤口愈合作用；呋喃西林有抑菌消炎作用；可用于治疗较为严重的冻疮，如已经破溃形成溃疡的情况

冻疮药物使用小贴士：

√ 注意药物的用量。冻疮患者在进行药物治疗过程中，要对药物的用量有所控制，过量使用可能会引起副作用。

√ 用药后不要用手去触碰皮肤。由于冻疮会使患者产生皮肤瘙痒，用手去抓挠皮肤，很容易增加皮损，很可能会诱发皮肤溃疡等症状出现。

√ 用药期间要养成良好的饮食习惯，以清淡为主，多食用富含维生素和膳食纤维的食物，特别是蔬菜水果，禁止食用辛辣刺激性的食物以及海鲜类食物。

√ 加强锻炼。体育锻炼可促进血液循环，使身体对寒冷有一定的抵御能力，可从根源上起到预防疾病的效果。

空军军医大学第一附属医院：王聪聪

4
发生高原反应了，怎么办？

一旦旅行到高原或山脉等高海拔的地方时，就会感受到周围的环境有十分明显的变化，比如温度、湿度、气压和氧气含量降低以及紫外线增强等。高原反应是当人到达一定海拔高度后，身体为适应因海拔高度而造成的气压低、含氧量少、空气干燥等变化，而产生的自然生理反应。海拔高度一般达到 2 700m 左右时，就会有高原反应。只有去过高原地区的人才知道“高反”来了是一种什么样的痛苦。西藏那么美，我想去看看……这是很多人心中的梦想，可是又怕出现高原反应。

出行前了解如何判断自己是否出现了高原反应，掌握预防和缓解高原反应的知识是非常重要的。

一、出现这些状况时你就该吃药了！

一般情况		头痛、气短、胸闷、厌食、低烧、头昏、乏力
特殊情况	缺氧	嘴唇和指尖发紫、嗜睡、精神亢奋、失眠
	干燥	皮肤粗糙、嘴唇干裂、鼻孔出血或积血块

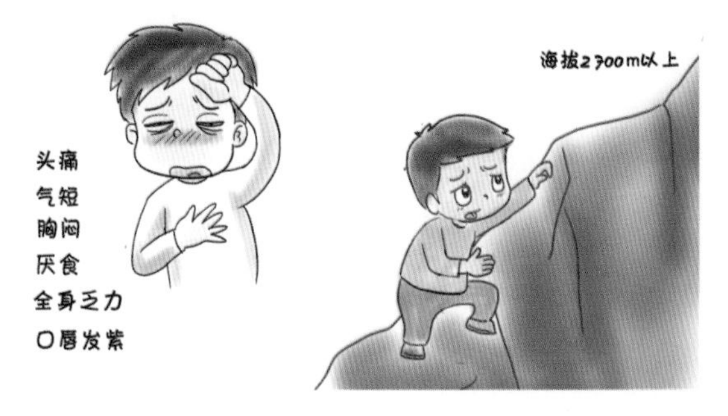

二、如何预防高原反应?

√ **足量饮水**：人到达高海拔地区后，血液变得黏稠，加上空气干燥稀薄，呼吸加速，体内水分丧失比较快。所以，通常在高原地区每天至少应当喝 4～5L 水，补水是否充分可以从尿量来判断，查看尿液以是否清澈、颜色至少浅黄为判断标准。

√ **保持良好的心态**：乐观的情绪对于减弱高原反应带来的身心不适十分重要。不要过于兴奋、冲动。初上高原的朋友，尤其是乘飞机快速到达者，切忌看到高原、雪山，就心潮澎湃、激动万分、大喊大叫、奔跑跳跃。这会导致内分泌失衡、增加心肺负担，加重高原反应。

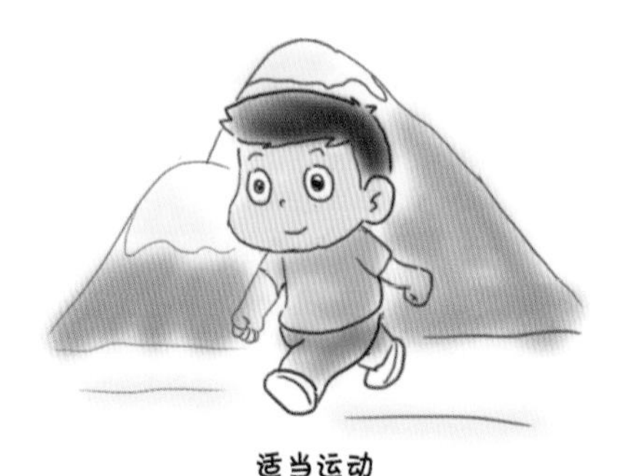

适当运动

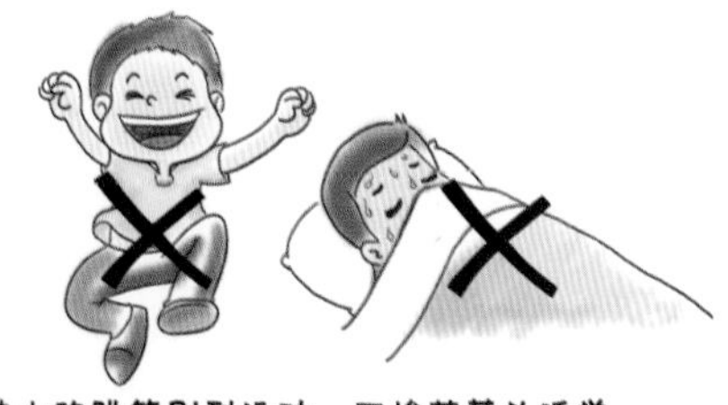

禁止跑跳等剧烈运动，不推荐蒙头睡觉

√ 合理膳食：在缺氧环境下，人体新陈代谢受到影响，对食物的消化、吸收能力降低，推荐多吃些富含碳水化合物的流质食物，比如米粥、燕麦粥等。在高原不宜吃得过饱，最好保持“七分饱”状态。如果中间饿了，可以加餐或吃些有营养、易消化的零食。

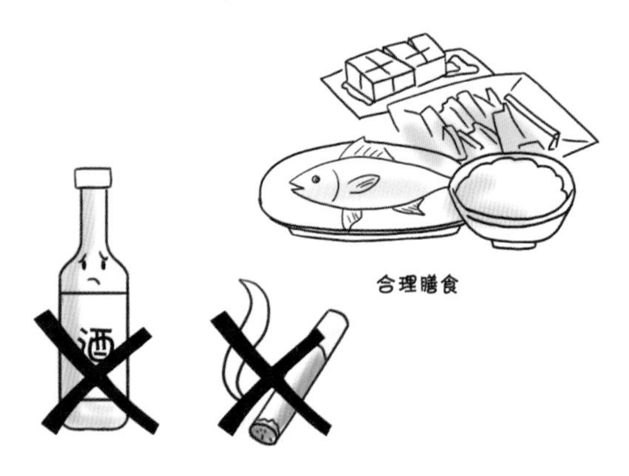

合理膳食

√ 适当运动：初上高原，最好的适应方式，既不是原地不动，蒙头大睡，也不是大运动量到处活动，而应该保持一定的活动量，积极主动地自我调整。运动节奏、幅度、频率以及运动量一定要控制好，如可以在驻地附近轻松散步等。

√ 备好应急药品：提前备好应急药品，可快速缓解高原反应，同时有利于帮助睡眠。不得已时再上氧气瓶，吸氧有利于快速缓解高原缺氧，但容易产生依赖性。

三、高原反应您必备的药物知识

大多数缓解高原反应的药物都是处方药，需要在医生和药师的指导下依照个人身体情况使用。但下面这些需要我们提前做好准备的药物您一定要记牢。

药品	作用	使用注意
红景天	提高人体血红蛋白携氧能力。对高原反应引发的精神萎靡有一定效果	效果因人而异，不要盲从。精神安慰作用大于实际药物作用
葡萄糖	能量补充剂。缓解食欲不振、精神萎靡、头疼头晕等	人在精神不振时，吃甜食在很大程度上可缓解精神压力，起到镇静作用
肌苷口服液	让身体加快适应高原的低氧环境，使处于低能缺氧状态下的细胞能继续顺利进行代谢，并参与人体能量代谢与蛋白质的合成	临床并未得到明确验证，所以在服药前要咨询医生或药师
西洋参	具有抗缺血、抗疲劳，增强免疫力的作用，对于在高原恶劣环境中产生的高原反应有一定的缓解作用	在高海拔地区每天至少需要喝4～5L水，并注意电解质平衡。可以用西洋参泡水，既可补充水分，又可缓解疲劳

大部分人初到高原，都有或轻或重的高原反应，很多反应和症状有可能是心理作用或是由心理作用引起的，要相信我们的身体有适应各种环境的能力，但是，需要花时间去适应。所以避免或减轻高原反应首先就是要做好药物储备，保持良好的心态去面对它。但如果吃药后没有好转，最好的方式就是尽快离开高原地区，然后立即到海拔较低地区或附近的医院给患者进行专业供氧，通过大量吸氧，快速补充患者体内缺失的氧气。从而减少由于高原反应对患者造成的影响，避免患者因此出现生命危险。

空军军医大学第一附属医院：王聪聪

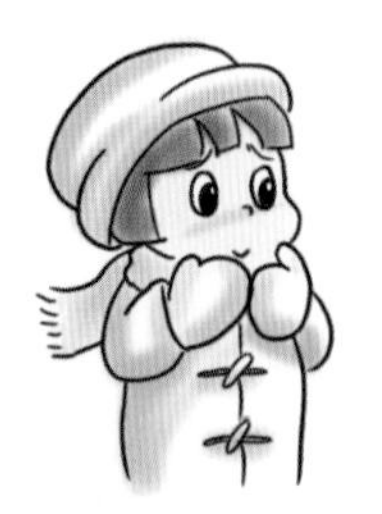
保持良好的心态

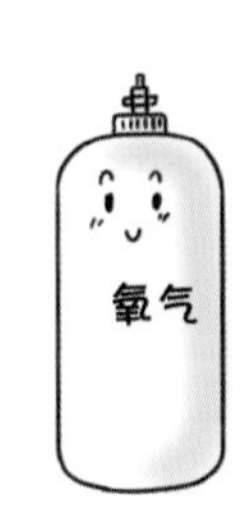

备好应急用品

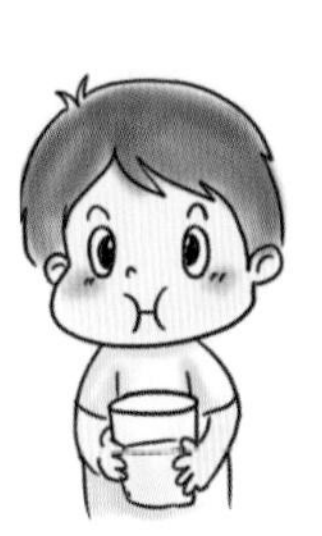
足量饮水

5

去沙漠旅行，身体出现这些问题怎么办？

一直以来，沙漠因其独特的地貌特征和神秘魅力吸引着无数人去一探究竟，但是沙漠地区气候较干燥，昼夜温差大，雨量少，风多且大，气候环境不同于其他旅游地区，需要提前规划好路线，准备好相应的装备。晒伤导致的过敏，缺水，中暑，眼睛不适，擦伤、虫类咬伤等伤口感染，沙子导致的烫伤是沙漠旅行中常见的小问题，为了应对旅行过程中出现的上述状况，我们应提前准备哪些药品呢？

一、晒伤导致的过敏该如何用药?

沙漠气候是大陆性气候的极端情况，白天太阳辐射强，地面加热迅速，气温可达60～70℃。因此，尽管做了防晒措施但仍可能会出现皮肤被晒伤的情况，如红肿、疼痛、红斑、水疱、脱屑并伴有瘙痒，此时该怎么办呢?

如果遇到这种情况您千万不要去抓挠，避免皮肤的二次伤害，导致发炎和感染，可以选用具有收敛、止痒和抗过敏作用的**炉甘石洗剂**局部外用适量涂抹来缓解不适。

注意:

√ 皮肤有渗出液的部位避免使用。

√ 避免涂抹眼部和其他黏膜。

√ 用药部位如出现灼烧感、红肿等，应停药并局部洗净。

对于治疗效果不佳者，可联合选用具有缓解皮肤过敏症状的氯雷他定片口服治疗，可能会达到良好的效果。注意口服氯雷他定片后可能会出现乏力、头痛、嗜睡、口干、皮疹、恶心、胃炎等副作用，因此建议您睡前服用。

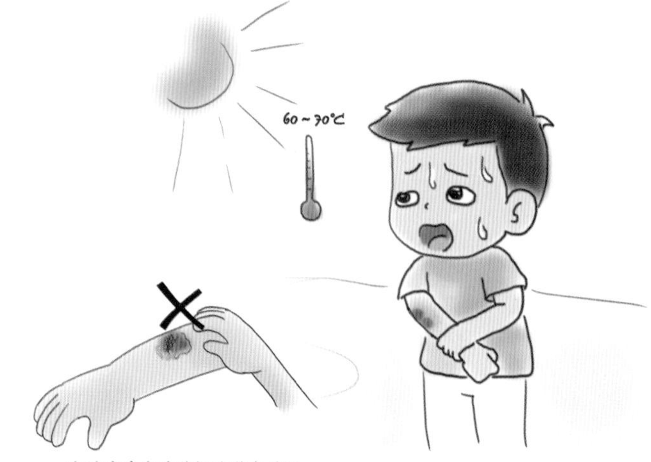

皮肤有渗出液的部位避免使用

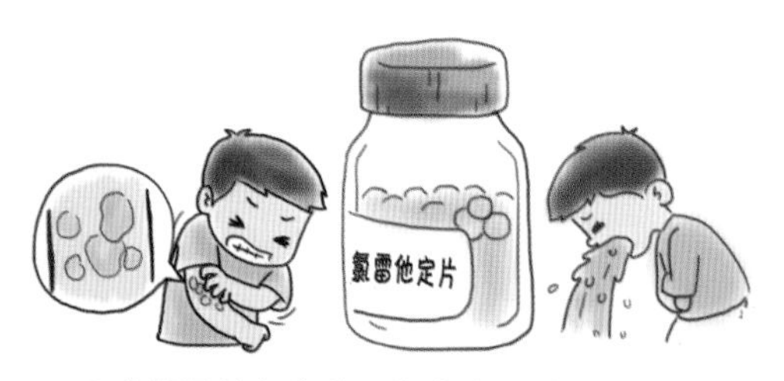

口服氯雷他定片后可能会出现乏力、头痛、嗜睡、口干、皮疹、恶心、胃炎等副作用

二、缺水中暑如何选药?

沙漠地区水资源缺乏，加上酷热容易导致中暑及胃肠道不适。因此旅游出行前一定要记得

备好用于治疗头痛昏重、脘腹胀痛、呕吐腹泻，可以改善胃肠道不适的藿香正气滴丸和风油精。

注意：上述药品过敏体质者、儿童、孕妇、哺乳期妇女慎用；用药期间忌烟酒、辛辣、生冷、油腻食物。

三、眼睛不适如何选药?

去沙漠旅游，尽管已经做足了充分的防沙措施，如佩戴口罩、墨镜、围巾或者面纱，但是极细的沙粒仍可进入眼睛，此时不要揉眼睛，以免擦伤眼角膜，加重损伤，甚至将细菌带入眼内导致发炎。此时应立即用水或者生理盐水将沙子冲洗出来，并选用可治疗细菌引起的眼部炎症的眼药水，如治疗结膜炎、泪囊炎和角膜炎的眼药水氯霉素滴眼液、氧氟沙星滴眼液、妥布霉素滴眼液、红霉素眼膏等预防感染。

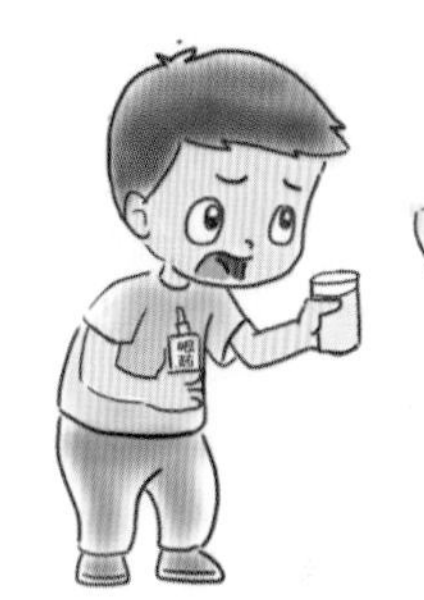

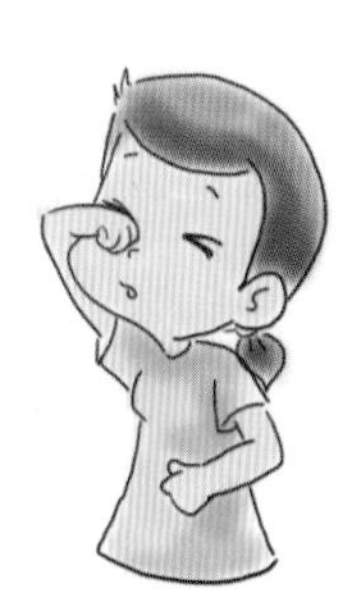

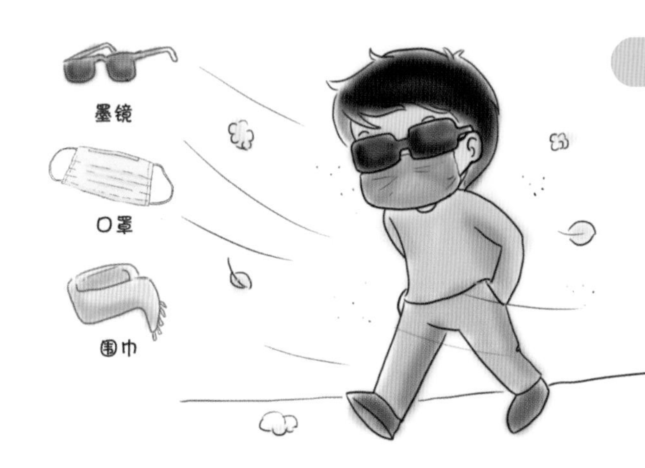

注意：用药期间如出现轻度眼部不适，可继续使用。如连续用药数天，仍然未见症状好转应及时就诊。

四、擦伤、虫类咬伤等伤口感染时如何用药?

沙漠旅行难免会有意外擦伤、虫类咬伤或者一些沙粒磨损皮肤引起局部皮肤化脓性病变或溃疡感染。当有伤口时，消毒和包扎是必不可少的，所以双氧水、生理盐水、聚维酮碘溶液（碘伏）、医用纱布及棉签都是出游前的必备品。

当皮肤发生感染时，可局部外用抗菌药物，如莫匹罗星软膏（百多邦）或红霉素软膏涂于

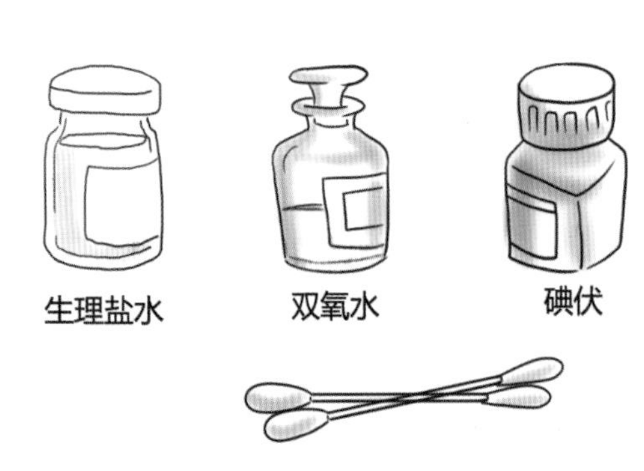

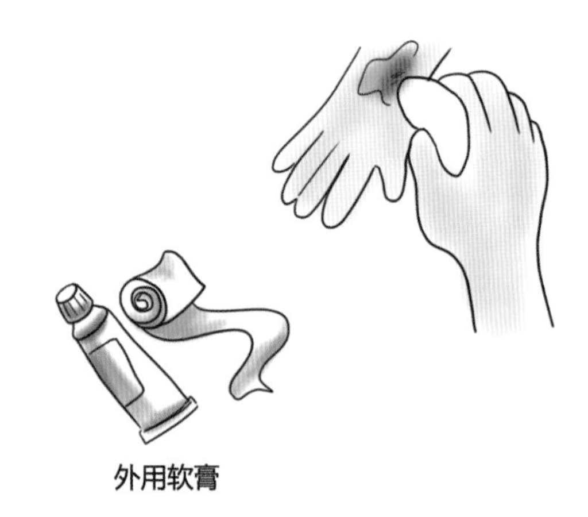

患处。莫匹罗星软膏每日 3 次，5 天为一个疗程；红霉素软膏一日 2 次。如溃疡面积较大或擦伤部位较多，则需口服抗生素，如阿莫西林胶囊（一次 0.5g，一日 3～4 次）、头孢氨苄胶囊（一次 0.5g，一日 3～4 次）。

注意： 对青霉素类或者头孢类药物过敏的人可备用盐酸克林霉素胶囊，一次 0.15～0.3g，一日 4 次。

五、被沙子烫伤了如何用药?

沙子的温度不容小觑，夏天沙漠温度可达 50℃以上，防止脚被烫伤应穿厚底鞋。如果发生烫伤，可用生理盐水清理创面，涂敷京万红软膏一日 1 次，用纱布包扎。京万红软膏具有活血解毒、消肿止痛、去腐生肌的功效，可用于轻度水火烫伤、疮疡肿痛、创面溃烂。但要注意，过敏体质者和孕妇应慎用。

总之，去沙漠探险前，一定要预先做好充足的准备，除了备好这些常用药品和必备物资外，还要查阅资料了解当地的地理地貌和背景知识，制订好详细方案，联系固定的户外伙伴，不要单独徒步旅行，并注意量力而行，以免出现意外。

宁夏医科大学总医院：张鹏、马丽娟

6

旅行中感冒抗炎用药对策

适逢假期，无论是选择兴致勃勃出游，观浪看海、骑马踏草、访古登高，还是选择回乡探亲，旅途中最怕的就是突如其来的一场病。旅行中天气冷热变化无常，一旦出现感冒症状，最好及时用药加以控制。要想用对药，首先要判断是“细菌性”感冒还是“病毒性”感冒。

“普通感冒”属于病毒性感冒，又称“伤风”，是一种常见的急性上呼吸道病毒性感染性疾病。发生病毒性感冒的时候，往往会出现浑身肌肉酸疼、乏力、流清鼻涕，咳嗽、咳痰（往往是稀薄的痰液，白色的痰液更为多见），多呈自限性（即疾病在发生发展到一定程度后能自动停止，并逐渐恢复痊愈，靠自身免疫就可痊愈的疾病）。冬、春季节多发，但不会出现大流行。可以使用抗病毒的药物，比如四季抗病毒合剂、利巴韦林颗粒或者蒲地蓝消炎口服液。

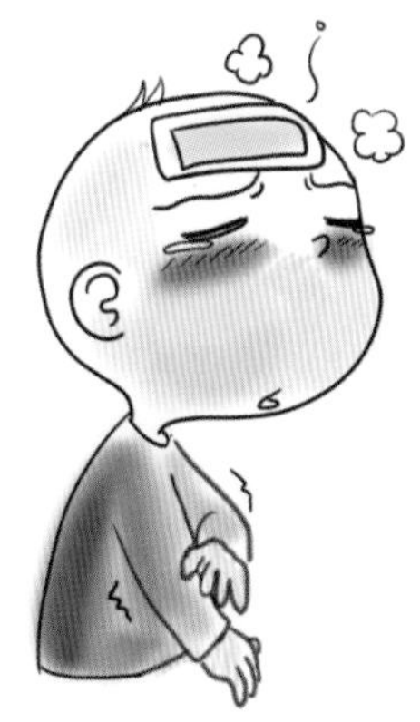
病毒性感冒

如果发生细菌性感冒，往往会伴有扁桃体化脓，检查血常规的时候会有白细胞的升高，出现流黄鼻涕或者咳黄痰的症状，此时需要进行消炎治疗。发生细菌性感染时，可以使用头孢类抗生素。

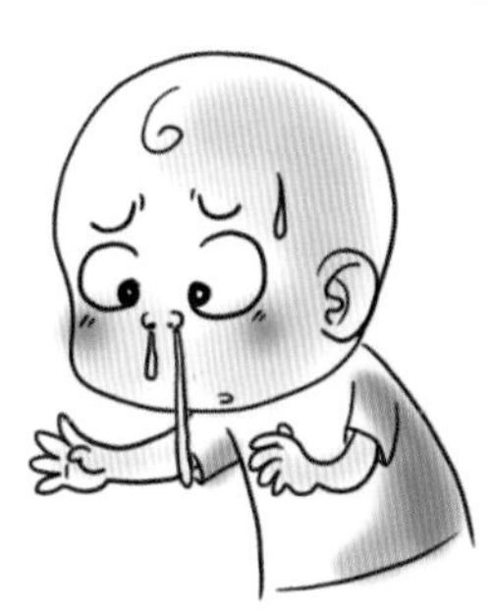
细菌性感冒

感冒时还要注意多休息，多饮水，饮食要选择容易消化的食物，注意通风等。

一、抗感冒药有哪些种类，该怎么选？

药物种类	具体药物举例	适用症状
解热镇痛药	可选择复方阿司匹林、吲哚美辛、对乙酰氨基酚、布洛芬等药物	适用于发热、肌肉酸痛、头痛
抗组胺药	马来酸氯苯那敏	对减少打喷嚏和鼻炎效果显著
镇咳药	右美沙芬	应用最广，适用于感冒、急性或慢性支气管炎、支气管哮喘、咽喉炎、肺结核以及其他上呼吸道感染时的咳嗽
	喷托维林	用于上呼吸道感染引起的无痰干咳和百日咳，对小儿的疗效优于成人
	苯丙哌林	用于治疗急、慢性支气管炎及各种刺激引起的咳嗽，是剧烈咳嗽时的首选药物。服药后可出现一过性口、咽部麻木感觉，此外尚有乏力、头晕、上腹不适等不良反应。服药期间若出现皮疹应停药
	复方制剂	咳嗽伴多痰，应与祛痰药如氯化铵、溴己新、乙酰半胱氨酸等合用
拟肾上腺素药	盐酸伪麻黄碱等药物	适用于鼻塞、鼻黏膜充血水肿的患者

1. 解热镇痛药的使用注意

√ 一般当低热（体温低于 38.5℃）时，若伴随明显四肢酸痛，可用复方阿司匹林、吲哚美辛，而当体温高于 38.5℃时，可服用对乙酰氨基酚和布洛芬。

√ 儿童应选择口服液体剂型，还要根据体重调整剂量。

√ 婴幼儿建议咨询医师，若无特殊情况 3 月龄以上的婴儿可服用对乙酰氨基酚，6 月龄以上的可服用布洛芬。当发热持续不退，伴随黄痰，或明显的扁桃体、咽部红肿及疼痛时，建议去医院就诊。

√ 3 月龄以下的宝宝发热，建议及时就医评估，不推荐家长自行喂退热药。

2. 抗组胺药的使用注意

√ 驾驶人员、精密仪器操作者在工作前禁止服用导致中枢神经抑制的抗组胺药物。

√ 老年人使用时容易出现低血压、精神错乱、痴呆和头晕等不良反应，使用时需要咨询医生或药师。

二、下面这些感冒期间用药的知识要记住！

√ 退烧药和复方抗感冒药往往含有相同成

分（如对乙酰氨基酚），应避免两者同时服用。

√ 服用感冒药后，不可饮酒，以免增加严重不良反应的风险。

√ 切忌叠加用药，用药过度非但不能促使感冒病程缩短，还会加大药物副作用，盲目用药治疗会增强细菌抗药性，“欲速则不达”！

√ 中西药结合的复方药常被错当成中药，若与其他成分相近的西药同服，可造成药物蓄积，轻则出现皮疹、损伤肝肾，重者甚至可出现严重过敏反应。

√ 儿童属于感冒高发人群，外出旅行一定要备上小儿感冒药，剂量需要咨询医师或药师。没带药时，切不可减量使用成人感冒药。

√ 不少人认为中成药治感冒比较温和、副作用小，感冒了吃点中成药总没错。但是从中医的角度来看，感冒是有寒、热证之分的，如果选用的中药不对证，反而可能加重病情、延长病程。

√ 建议慢性病患者在旅行前选购感冒药时一定要仔细阅读药品说明书，最好在医生的指导下，结合自己的身体状况弄清楚药物的适应证、禁忌证和安全剂量再备药。

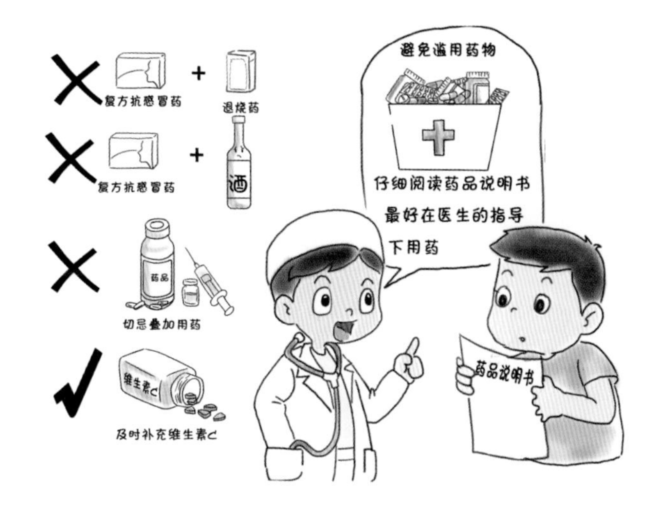

旅行中如果只是普通感冒，没有发热的情况下，推荐服用维生素 C 或喝橙汁，及时补充维生素 C 以帮助机体提高免疫力，并注意休息和补充适当的水分。如果自行服药后症状持续没有好转，尽早去看医生进行专业诊断是非常重要的，即使您在行程中安排了令人兴奋的新体验，也要暂时放弃。因为继续等待看是否可以自行好转，可能意味着错过最佳治疗期（有些传染病初期也有一些感冒的症状，如新型冠状病毒肺炎、禽流感、登革热等），若没能及时诊断、及时治疗，后果可能不堪设想。

空军军医大学第一附属医院：王聪聪

7

出门旅行，肠胃也要元气满满

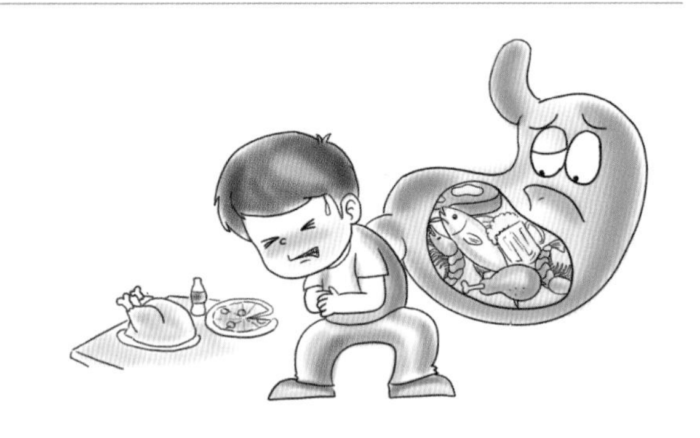

出门旅行，美景和美食都不可辜负。在旅途中，欣赏美丽的景色，领略每个地方的风土人情，当然也少不了品尝当地的美食。但旅行作息时间不规律，舟车劳顿，吃了生冷油腻的食物，难免会出现胃肠不适的情况，如肚子疼、拉肚子、便秘、食欲不佳等。想要快乐出游，安心享用特色佳肴，不让消化不良和腹泻扫兴，带上必备的肠胃药品和掌握基本的用药知识一定会帮到您。

一、消化不良，可以服用这些药

消化不良表现为饭后饱胀、上腹胀气、上腹痛、上腹烧灼感、恶心、呕吐/反酸等症状，当出现以上表现的时候，不要慌，可以这么来处理：

√ 如只是轻微不适，可以通过充分休息、清淡饮食等生活方式来纠正。

√ 如已经优化了生活方式，仍感觉症状没有明显改善，可按我们列出的以下服药建议来选用药物治疗。

消化不良与吃饭的时间关系	推荐药物	小贴士
吃饭前无症状，吃饭过程中或饭后时出现	• 消化道促动力药：多潘立酮片、西沙必利片（二选一） • 可联用助消化药：复方消化酶片	饭前 15～30 分钟用温水服药
吃饭前有症状，吃饭后加重	• 消化道促动力药 + 抗酸剂：多潘立酮片、西沙必利片（二选一）+ 奥美拉唑肠溶片、西咪替丁胶囊（二选一） • 可联用助消化药：复方消化酶片	儿童不推荐使用抑制胃酸分泌药，如奥美拉唑肠溶片、西咪替丁胶囊

续表

消化不良与吃饭的时间关系	推荐药物	小贴士
吃饭时减轻	• 抑制胃酸分泌药：奥美拉唑肠溶片、西咪替丁胶囊（二选一） • 可联用助消化药：复方消化酶片	吃药后若出现无法忍受的腹泻、头痛或腹痛，可暂停用药
与吃饭无关	不宜自行服药	及时就医

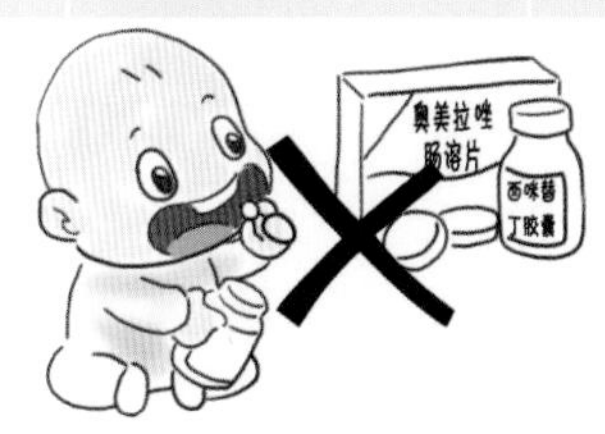

注意：如果刚吃完药就吐了，建议在 10 分钟内立即补服一次，如果呕吐时间＞1 小时，则不需要补服。

如果旅途中已调整生活方式，口服药物后也仍未见好转，请及时就近就医。

二、旅途腹泻，可以服用这些药

旅途腹泻是如何定义的呢？那就是在旅行期间或旅行后，每天有≥ 3 次以上未成形的粪便，或次数不定但同时伴有发热、腹痛或呕吐，甚至包括较轻微的但足以影响旅游计划的肠道紊乱，此类情况就可以判断为腹泻。

发生腹泻后，身体会丢失大量的水分和电解质，这就不难理解为什么发生腹泻后人就会感觉到口干且虚弱，这时候需要立即服用口服补液盐，如果旅行地暂时无法买到，也可用含钾、钠和适量糖的运动型饮料代替。同时，根据腹泻的严重程度，还可以服用以下药物。

腹泻分类	24 小时内排泄未成形粪便的次数	主要推荐	次要推荐	小贴士
轻度	1～2 次	洛哌丁胺胶囊	次水杨酸铋分散片	（1）服用后若发生便秘、腹胀，立即停药。（2）**不用抗菌药物**
中度	3～5 次	洛哌丁胺胶囊	洛哌丁胺胶囊＋阿奇霉素片、左氧氟沙星片（二选一）	最好不用抗菌药物
重度	超过 6～9 次	洛哌丁胺胶囊＋阿奇霉素片、左氧氟沙星片（二选一）	无	（1）**必须服用抗菌药物且保证疗程足够。**（2）儿童推荐用阿奇霉素片（左氧氟沙星片禁用于儿童）

若经服药以及适当地补充水、电解质和改善生活方式后，腹泻仍未好转，或者存在以下任

何一种情况，请及时就近就医：

√ 已经严重影响到正常的旅途生活。

√ 严重腹泻，伴发热、黏液脓血便和/或严重脱水（表现为眼球凹陷、皮肤弹性差、脉搏加快、尿液少、贪睡或血压下降等）。

√ 持续频繁排水样便和/或伴呕吐，无法进食或充足饮水。

√ 腹泻超过 14 天或症状反复。

√ 老年人、婴幼儿、免疫低下和伴有多种慢性疾病的患者。

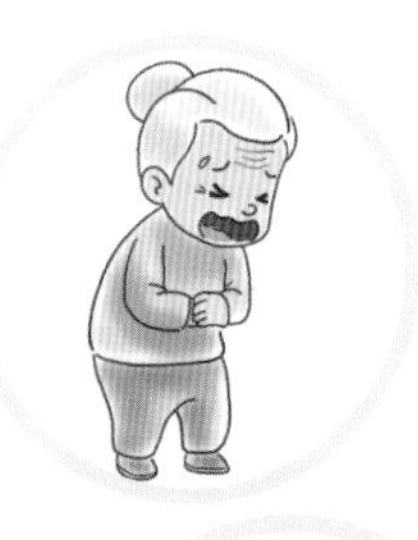

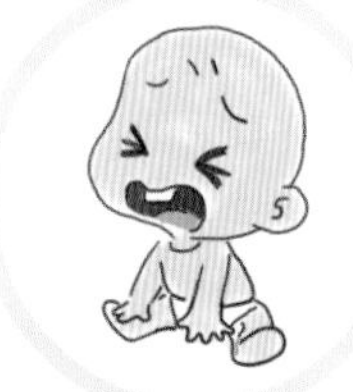

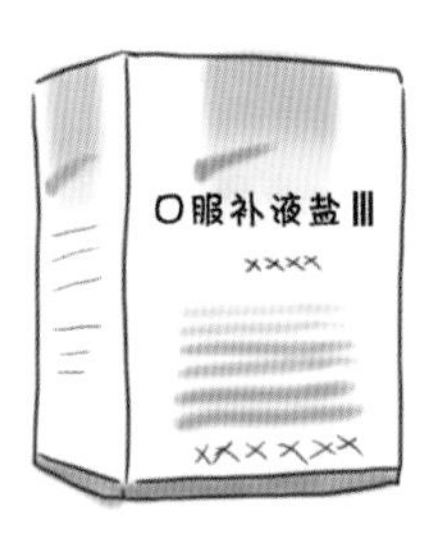

三、旅途便秘，可以服用这些药

除了腹泻，旅途中的另一个小烦恼就是便秘了，表现为旅行过程中发生的胃肠道不适，如排便次数减少、粪便量减少、粪便干结、排便费力等。

建议即将旅行或者旅途中发生轻度便秘的您，采取以下“小妙招”，可以有效预防便秘的发生或缓解便秘情况，还您一个“顺畅的”旅途。

√ **调整饮食。**多吃粗粮（如玉米、红薯、小米等）、水果蔬菜。少吃或不吃过于辛辣、刺激的食物。

√ **多喝水。**每天至少喝两升水，有条件可每天喝一杯蜂蜜水。

√ **适量运动。**每天清晨和睡前做舒缓瑜伽；适当徒步，慢慢欣赏沿途美景。

√ **保持良好作息。**胃肠道需要一个熟悉、舒适的生物钟。

若您在试了以上“小妙招”后，便秘仍未好转，可按我们列出的以下服药建议来选用药物治疗。

跟我做！赶走胃肠疾病

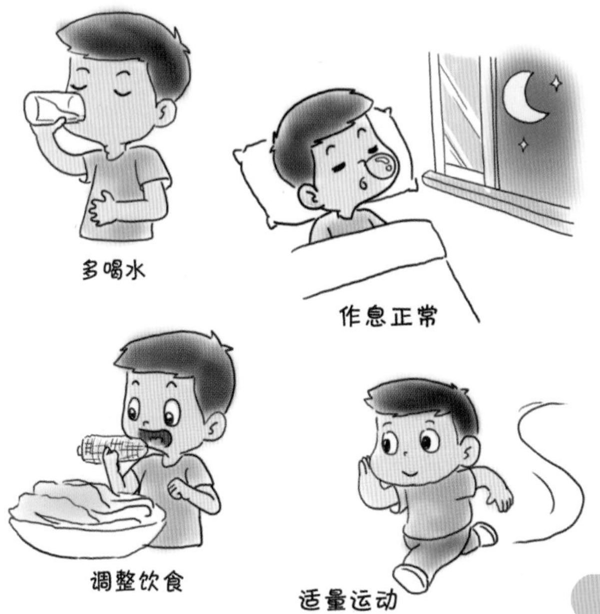

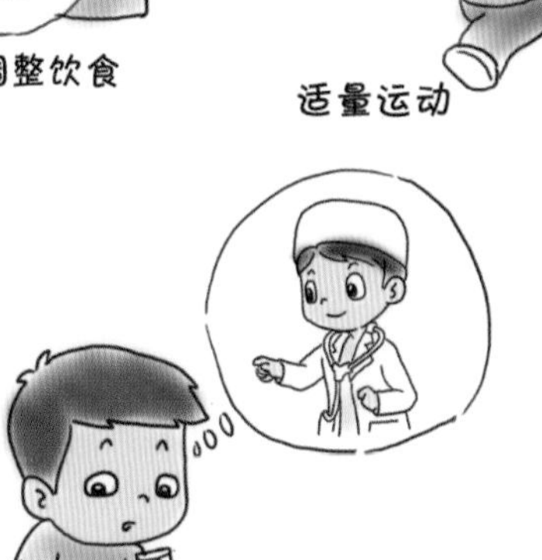
遵医嘱吃药

患者	推荐药物	小贴士
成人 （无以下特殊情况者）	（选一种） • 硫酸镁 • 开塞露（外用） • 聚乙二醇 • 番泻叶 • 乳果糖	硫酸镁：孕妇禁用；过量应用硫酸镁可引起电解质紊乱，故老年人和肾功能减退者也应慎用
妊娠期、哺乳期妇女	（选一种） • 乳果糖 • 开塞露（外用）	乳果糖：糖尿病患者要慎用。可能引起腹胀等不良反应，若不能忍受，请立即停药并咨询医生或药师
儿童		
老年人，尤其是伴有高血压、心功能不全等排便费力的患者		
术后便秘患者		

注：若您使用上述药物治疗后，便秘症状仍未改善，请及时就近就医！

四、保持胃肠元气要做到以下四点

√ **多喝水，喝“好”水。**多喝白开水或矿泉水，避免喝生水、山泉水、井水等质量安全未知的水。

√ **按时吃饭，清淡饮食。**有些人认为拉肚子就不能吃东西了，其实这种说法并不科学，建议清淡饮食，细嚼慢咽，少吃油腻、辛辣、刺激的食物。

√ **注意保暖。**旅途保暖很重要，因为受凉后肠胃功能受到损伤，很容易发生消化不良、腹泻等症状。

√ **调整心态，放松心情。**焦虑的情绪助长了消化不良的症状，应积极调整好心态，既然选择了出门旅行，那就放松心情，好好地去享受它吧!

最后提醒大家：病从口入，外出旅行，一定要把好关，注意不喝生水，不吃生的或者半生的水产品及贝壳类食物，不吃不卫生的食物。一旦出现了腹泻、腹痛、恶心、呕吐等不适，且服用上述药物效果不明显，病情反而加重，并出现高热、虚脱等症状，应及时去医院接受治疗，以免耽误病情。

新疆医科大学第一附属医院：潘慧敏

8

旅途中磕碰损伤怎么办?

谁都有过磕碰损伤出血、扭伤瘀血青紫的经历，就算待在家里，也会不小心被刀划伤、碰到桌角什么的，更别说去户外旅行了。一旦磕了碰了，不但疼痛难忍、肿包淤青久久不散，而且有可能会耽误了紧凑的行程更是大大不妙。那我们该如何去处理和保护损伤部位呢?

一、擦伤、砸伤、刺伤怎么处理?

旅行途中难免会不小心出现皮肤蹭破的情况，有时还会轻度出血，如果伤口很浅、面积较小，可用消毒剂聚维酮碘溶液（碘伏）消毒伤口周围的皮肤。

如果伤口有污染物，就需要用生理盐水冲洗或者用双氧水清洁伤口和杀菌，然后再涂聚维酮碘溶液。如果在户外泥地、草地等较脏的环境中被擦伤，几分钟后仍不能将伤口冲洗干净，建议 24 小时内到就近医院注射破伤风注射液。如果出血不止或有感染迹象（充血、肿胀、化脓），要及时就医。

如果旅途中不慎被掉落的重物砸伤，对于轻度皮肤红肿疼痛，并无皮肤破损，可先观察，暂时不需处理；如果砸伤后出现皮肤破损，可按擦伤进行处理；如果出现皮肤淤青、破裂甚至疼痛剧烈等，则建议尽快到医院就诊。

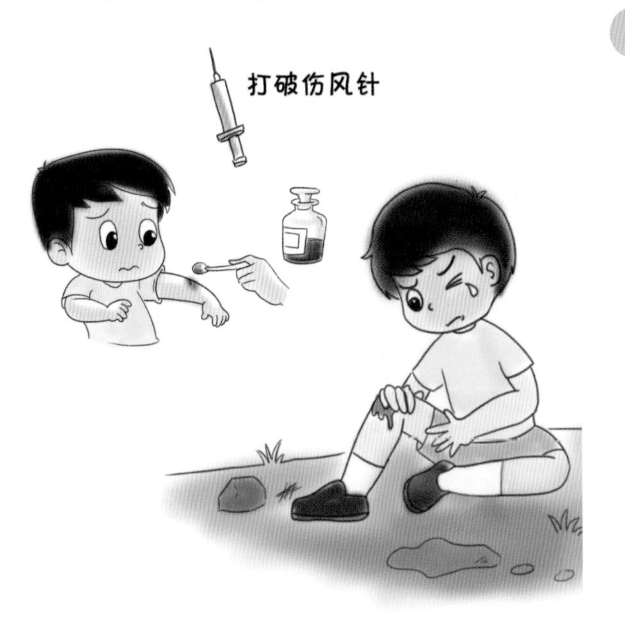

如果旅途中不慎被细长的玻璃片、针、钉子、刺刀、木刺等锐器刺伤，若伤口中没有刺伤物，可先挤压伤口流出一些血液后再用生理盐水冲洗，外涂碘伏消毒，最后包扎。伤口较小且深疼痛难忍时，建议就近到医院去治疗。

二、扭伤肿胀怎么处理？

旅行途中，如果腰腿等处不慎扭伤肿胀可先用湿毛巾冷敷，以减少伤处内出血和组织液渗出，或用冰块、冰袋等敷在伤处。

如果脚踝扭伤建议 48 小时内，每隔 3～4 小时局部患处冰敷 20 分钟，48 小时后用热毛巾热敷；抬高受伤的一侧肢体以减轻肿胀；若是受伤后患处疼痛无法行走或者肿胀厉害，建议先冷敷，48 小时后，可以在伤处涂抹红花油、双氯芬酸钠软膏或云南白药气雾剂，也可敷贴伤湿止痛膏，严重时口服止痛药。

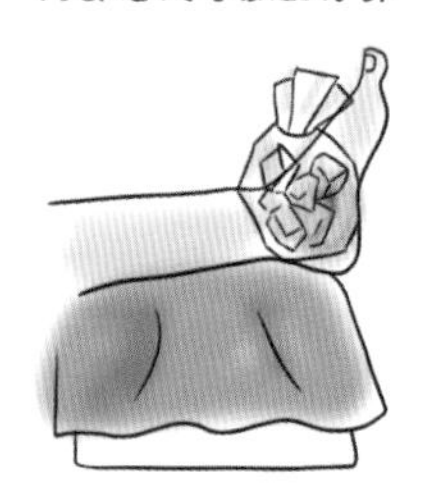

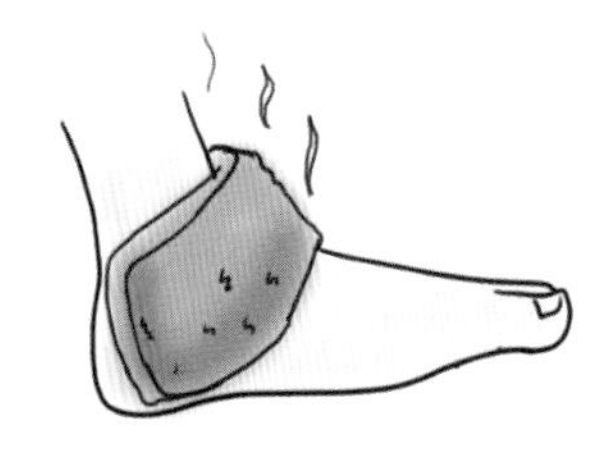

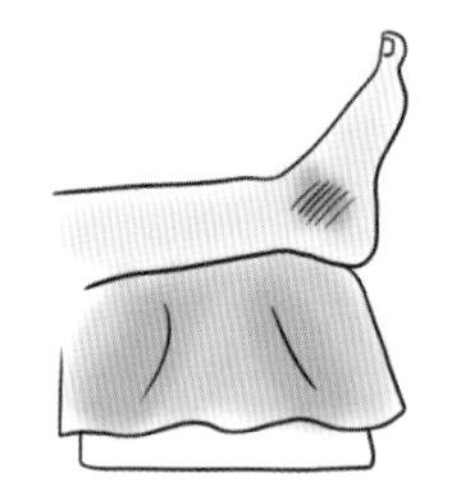

（1）红花油：是一种外用中药，有镇痛、抗炎、消肿的作用，常用于治疗跌打扭伤导致的软组织挫伤和轻微烫伤，不能用于擦伤、割伤等有皮肤破损的外伤，也不能接触眼睛、口腔等黏膜。使用时，将几滴红花油倒在手掌上，轻轻揉搓双手，然后把手放在伤处适当用力按摩，红花油要在发生扭伤后48小时之后再用，否则会加重伤情。

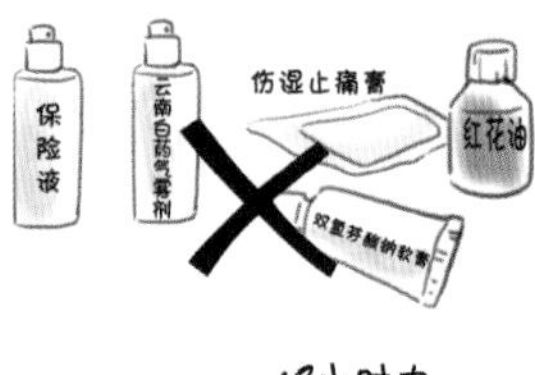

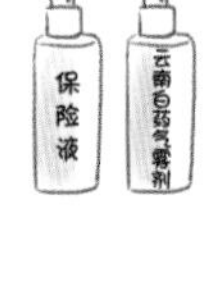

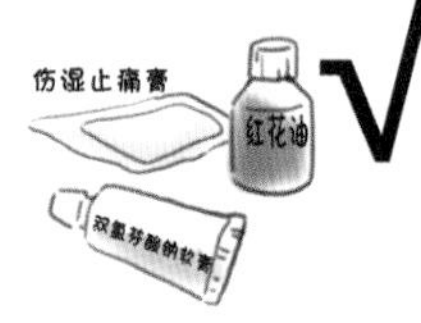

（2）双氯芬酸钠软膏：扭伤、拉伤、挫伤后，要先用毛巾冷敷。2天后再用双氯芬酸钠软膏缓解疼痛，如果皮肤破损或是开放性的创口不能使用。这种药局部使用也会全身吸收，所以不要大剂量使用。对阿司匹林、布洛芬等解热镇痛药过敏的人不能用双氯芬酸钠软膏。

（3）云南白药气雾剂：包括两支气雾剂，一支是保险液，一支是药液。对于扭伤、肌肉拉伤等，可以先喷保险液缓解疼痛感，再喷云南白药药液。对于有皮肤破损、出血的伤口，不建议用云南白药气雾剂喷，但可以用云南白药粉外敷，以起到止血止痛和消炎的作用。注意孕妇禁用云南白药。

（4）伤湿止痛膏：具有祛风湿、活血止痛的功效。敷贴疼痛处3天后如未见缓解应及时就医。婴幼儿、孕妇、皮肤破溃处禁用。

（5）止痛药：扭伤后疼痛难忍，严重时可服用布洛芬胶囊、双氯芬酸钠片、去痛片等药物止痛。

三、皮肤磕碰有伤口，怎么处理？

皮肤磕碰应根据伤口大小来处理，小的裂伤，如果没有明显出血，伤口干净，可以外涂聚维酮碘溶液（碘伏），然后用消毒纱布包扎或贴上创可贴。

创可贴可用于小块创伤的应急治疗，以起到暂时止血、保护创面的作用。但要注意，创可贴只适用于创伤比较表浅、出血量不多不需要缝合的小伤口，伤口过深则不宜使用，并且使用时间不宜过长。如果过久地使用它，创可贴外层的胶布不透气，会导致伤口及周围的皮肤发白、变软，导致继发感染。

皮肤的磕碰伤口若有化脓性感染时可外用抗生素软膏，如红霉素软膏、莫匹罗星软膏（百多邦）等。

（1）**红霉素软膏**：是一种常用的外用抗生素，价格便宜，用途也非常广泛。治疗化脓性的皮肤感染时，可以把红霉素软膏薄薄地涂抹于患处。对于轻微的挫伤、划伤，可以先将患处清洗消毒，再涂抹上适量的红霉素软膏。对于小面积的烧伤、烫伤，可以先用冷水冲洗一下伤口，再涂抹红霉素软膏。红霉素软膏的使用时间不宜超过1周。

（2）**莫匹罗星软膏**（百多邦）：是一种常用的外用抗生素，用于创伤后引发的皮肤感染。对于化脓性皮肤感染以及一般的挫伤、划伤、烧伤、烫伤，它的功效和用法与红霉素软膏类似。

如果有明显出血的大的裂伤、割伤或是脸上的伤口，可以先按上述方法初步处理，然后及时到医院外科门诊就诊，进行清创、缝合等处理。

最后还要注意，如果发生较为严重的撞伤，如颈部、背部、胸部、头部等的撞伤，要及时就医，移动伤者时要注意头部、颈部等重要部位的固定，以防对伤者造成更严重的伤害。

宁夏医科大学总医院：张鹏、马丽娟

9

户外旅行 如何防蚊虫叮咬?

夏季出游，蚊子可没少让人头疼，特别是在夜晚最凉爽的时候，在室内如此，野外就更不用说了。蚊子还可传播疟疾、流行性乙型脑炎、登革热、丝虫病等疾病，因此户外旅行，防蚊虫叮咬非常重要。除了蚊子，出游的时候也有可能被蜜蜂、马蜂、跳蚤、蜱虫等叮咬，备好药品及时进行止痒消肿不容忽视。

一、被叮咬后有哪些表现?

1. 局部表现　被叮咬后最常见，数分钟后就可在手臂、小腿、面部等皮肤裸露处出现红色小包，中间有被叮咬的痕迹，有时会出现水肿，同时，被叮咬的部位奇痒难忍，甚至会有疼痛感，一般持续1～2周后消退。

小提示：初次被叮咬后的宝宝往往表现不明显，反而是第二次被叮咬后，会出现非常严重的局部表现，比如红肿明显伴随局部瘙痒难忍，个别还会有水疱，一旦挠破了，还会造成发炎。不过宝爸宝妈们也不用太担心，随着宝宝免疫力的提高和被叮咬次数的增加，也会逐渐适应，等宝宝稍大一些表现就会轻很多。

2. 全身过敏反应

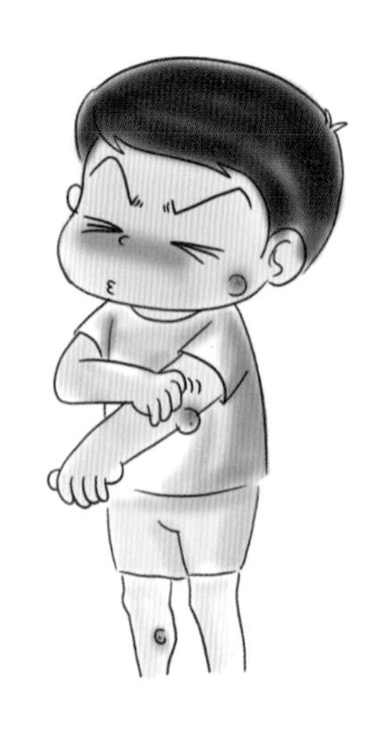

表现　一般过敏表现包括局部明显肿胀及疼痛、荨麻疹及全身瘙痒。严重过敏反应包括突然出现的呼吸急促困难、全身无力甚至失去意识。若您出现了严重过敏反应或者被叮咬后48小时一般过敏反应未见好转，甚至加重，出现红肿、疼痛剧烈、发热、流脓等情况，这种时候就非常危险了，必须立即前往医院就诊。

3. 经蚊虫传播的疾病表现　没有统一的标准，要看具体被传播了哪种疾病，不同疾病表现出来的症状也会有所不同。

二、如何预防蚊虫叮咬?

√ 外出爬山游玩时尽量穿裤脚紧的裤子，或者把裤腿塞进袜子或鞋子里。

√ 鞋子尽量穿高帮的以防虫子侵入。

束口的裤子
高帮的鞋子
拿着树枝
拨动草丛
缩袖口的浅色衣服
身上涂抹花露水

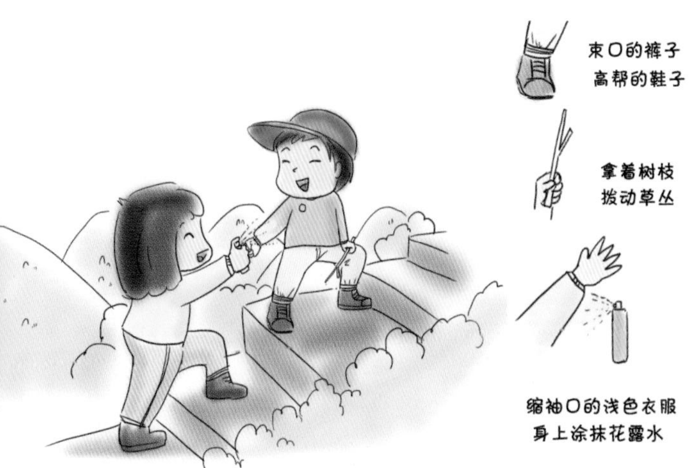

√ 上衣尽量穿缩袖口的、浅色衣服，便于及时发现爬到身上的虫子。

√ 随手拿一根小树枝，在草多的地方用树枝轻轻拨动一下，可赶走一部分虫子。

√ 不要在草地、树林中长时间坐卧，以免虫子爬到身上被咬伤。

√ 可以随身携带花露水等驱蚊水，在身上涂抹一些防止蚊虫靠近。

三、被叮咬了怎么处理?

一旦被叮咬，最关键的是要尽早处理。处理得越及时，就越容易消肿止痒。那为什么被叮咬之后会越挠越痒呢? 这是因为被蚊虫叮咬后，人体会释放一种叫“组胺”的物质，引起被叮咬的部位瘙痒、肿胀，用手挠非但不能止痒，反而会导致身体释放更多的组胺，进而加重瘙痒，下面我们来看看正确的处理方法吧。

1. 洗。立刻用肥皂水清洗被叮咬的部位，能有效防止红肿，如果已经出现红肿，可以使用湿毛巾或包裹冰块冷敷（不要让冰直接接触皮肤），每次冷敷不超过 15 分钟，间隔 10 分钟后再敷一次，直至瘙痒有所缓解。

2. 服。出现全身过敏反应或曾经因蚊虫叮咬发生过过敏反应，应尽快口服抗过敏药西替利嗪或氯雷他定消肿止痒，2 岁以下的宝宝可口服马来酸氯苯那敏。如果您是过敏体质，建议出发前 2～3 小时内口服一次氯雷他定或西替利嗪，能有效预防被蚊虫叮咬后的皮肤肿胀。

3. 抹。涂抹药膏的时机和部位很重要，下面列举了几点注意事项。

被叮咬部位	用药建议	用药注意事项
未被挠破的部位	涂抹炉甘石洗剂	（1）刺激性小，非常适合宝宝 （2）适用于脸部，眼睛、嘴巴、鼻子周围应小心涂抹 （3）可以一天多次涂抹，抹完适当揉一会，让皮肤充分吸收
已有破损的部位	先用聚维酮碘溶液消毒，干燥后涂抹红霉素软膏或莫匹罗星软膏	（1）千万不要贴创可贴、涂激素类药膏 （2）不要使用含有酒精成分的花露水，因为会刺激到皮肤，也不利于伤口的后期愈合
被叮咬严重或口服药物无效	尽早涂抹糠酸莫米松乳膏或丁酸氢化可的松软膏	（1）每天 1～2 次，避免大面积、长时间涂抹 （2）使用 1～2 天后如红肿基本消退，应停止使用
眼睑	涂抹妥布霉素眼膏	能有效地预防和治疗眼部发炎

4. 挑。若能看到蚊虫留在体内的刺，应尽可能把刺从皮肤里挑出来，千万不要用手挤压，避免更多的毒素进入身体。

5. 剪。宝宝被叮咬后喜欢用手抓，宝爸宝妈们一定要及时修剪宝宝的指甲，避免宝宝抓破伤口。

蚊虫叮咬看起来不起眼，但若被咬后出现低血压、精神差、呼吸困难、意识不清醒等严重过敏表现，应立即就医。

新疆医科大学第一附属医院：丁楠

10

当出游遇上过敏怎么破?

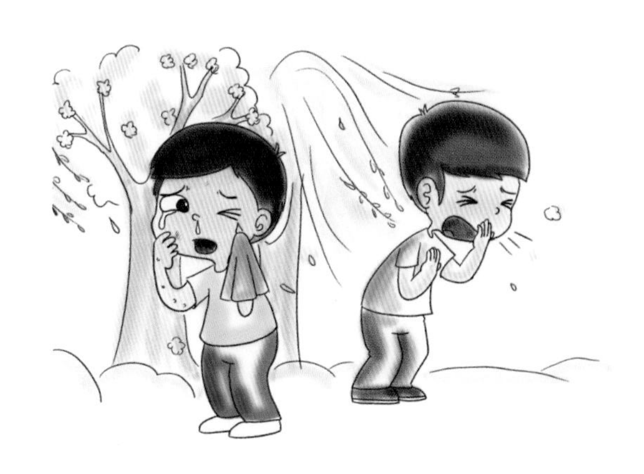

春暖花开，花红柳绿，蛰伏了一冬，大家都迫不及待地要去踏青，可是随之而来的还有花粉与柳絮。有些人一旦“沾花惹草”，就会出现皮肤泛红、肿胀、瘙痒，甚至接二连三地打喷嚏抹眼泪，纸巾随时不离身，还经常眼睛痒，老感觉里面进了什么东西，这些过敏症状严重破坏了出游的心情。有这些问题的朋友，请您一定要仔细看看下面这篇文章。

一、怎么就过敏了呢?

在正常情况下，有“外来人员”进入身体时，身体的免疫系统会自动识别来者是“自己人”还是“敌人”，如果是“自己人”，那就一起和谐相处，如果是“敌人”，则会激发免疫系统“好斗”的天性，不把“敌人”赶走或消灭不会罢休。但身体免疫系统也有“看走眼”的时候，比如过敏时，身体会将花粉、尘土、柳絮、动物的毛、鱼虾等误认为是“敌人”而进行“战斗”，打喷嚏、皮肤发痒等表现就是“战斗”后遗留的痕迹。

二、常见的过敏原

通俗来讲，过敏原就是可以引起过敏反应的物质，根据进入人体的方式，主要分为两类，

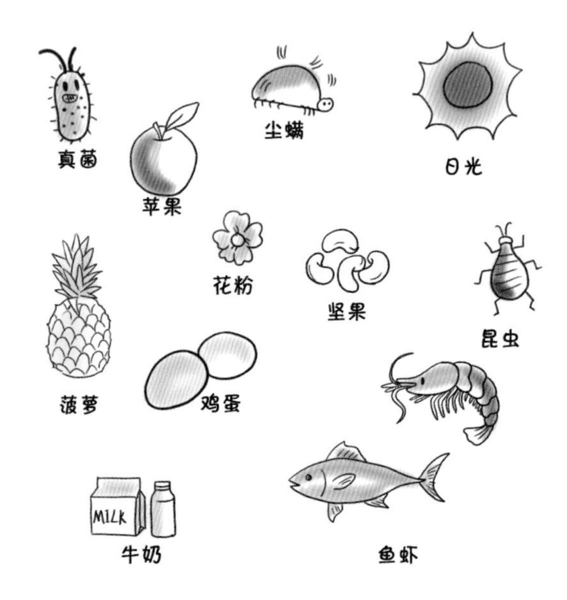

即吸入性和食物性，前者包括尘螨、尘土、花粉、真菌、动物毛发等；食物性过敏原包括鸡蛋、牛奶、鱼虾、桃子、苹果、芒果、菠萝、花生、豆类、坚果等。

有些人也会对一些药品过敏，如阿司匹林、青霉素、造影剂、麻醉剂等，找到身边潜在的过敏原，对于过敏的防治至关重要，如果不知道自己对什么过敏，可以去医院的皮肤科进行过敏原测试。

三、过敏表现的“四宗最”

1. 最常见——过敏性鼻炎。以花粉过敏最为常见，表现为连续打喷嚏、流清鼻涕、鼻痒、鼻塞及呼吸不畅等症状。过敏性鼻炎初期特别像感冒，但感冒不会频繁地打喷嚏，如果发现治疗了半个月还不见好转，那可能就是过敏了。

2. 最危险——过敏性哮喘。可出现咳嗽、胸闷、气短、呼吸不畅等症状，如果处理不及时，会造成生命危险。

3. 最痛苦——过敏性结膜炎。表现为流眼泪、眼睛发痒、眼睑肿胀、结膜充血、分泌物增多等，少数人会感觉眼睛里像进了什么东西，可是用手揉却又什么都没有，小朋友可表现为揉眼睛或频繁眨眼睛。

4. 最广泛——过敏性皮肤病。表现为皮肤奇痒，总忍不住用手挠，还可能出现大小不一的红斑、细小的麟屑等，持续时间不定，少至几小时，多则长达数月。

四、治疗和预防过敏的药物有哪些?

治疗过敏最重要的是能确定并立即避免接触过敏原，即使不用药物，症状也可很快缓解，但如果不能立刻查出或脱离过敏原，就需要进行药物治疗。

1. 过敏时选择的药物

过敏症状	药物	药物特点	注意事项
鼻塞	盐酸氮䓬斯汀鼻喷剂	15～30 分钟能缓解症状	(1)较安全，喷完嘴里有苦味属于正常现象 (2)治疗不能少于 2 周
哮喘	硫酸沙丁胺醇气雾剂	快速缓解症状	在医师或药师指导下掌握吸入装置的使用方法很重要
皮肤瘙痒	弱中效：地奈德乳膏、丙酸氟替卡松乳膏 中强效：糠酸莫米松乳膏、丙酸倍他米松乳膏	有效止痒	(1)适用于儿童 (2)面部、颈部应短期使用弱中效激素乳膏，并逐步减量 (3)治疗 2～4 周
全身过敏反应	口服糖皮质激素如可的松、泼尼松、甲泼尼龙	治疗过敏性疾病最有效	需遵医嘱，用于严重过敏患者，如出现全身过敏反应、严重喘息发作、喉头水肿等

小提示：最好在晚上睡前服用，服药期间不宜饮酒，也不要因为起效慢而擅自加大药物剂量。另外，需要强调的是，药物只能减轻和控制症状，最重要的还是要远离旅途中可能接触到的过敏原。

2. 预防过敏的药物

除了有效地控制过敏症状外，我们还可以使用药物来预防过敏。

√ 可以在花粉散播的前 2 周开始使用色甘酸钠滴鼻液或口服孟鲁司特，一直口服到花粉期结束后的 1～2 周。

√ 平时出门随身携带氯雷他定、西替利嗪等。

√ 过敏性哮喘患者必须随身携带硫酸沙丁胺醇气雾剂，用于迅速缓解哮喘症状。

五、除了药物，还应该注意什么?

1. 减少外出。花粉过敏的人应尽量减少外出，选择游玩的时间和地点也应该注意，可以避开春季，选在清晨、傍晚，或是下雨之后。

2.“全副武装”再出门。出门做好全面防护，身上应尽可能穿得严实些，戴眼镜、戴口罩能有效避免与柳絮、花粉的亲密接触。

3. 回家后及时做好清洁。进门前记得拍落身上的柳絮，先洗澡，尤其是要好好洗头发，洗脸的时候不要过度清洁，否则会破坏皮肤对外界的抵抗力，洗完澡后记得换上干净的衣服。

4. 盐水洗鼻。过敏性鼻炎容易频繁打喷嚏，可以在医院或药店买专门清洗鼻腔的洗鼻器，用淡盐水冲洗鼻腔可以有效缓解打喷嚏、鼻塞的症状。

新疆医科大学第一附属医院：丁楠

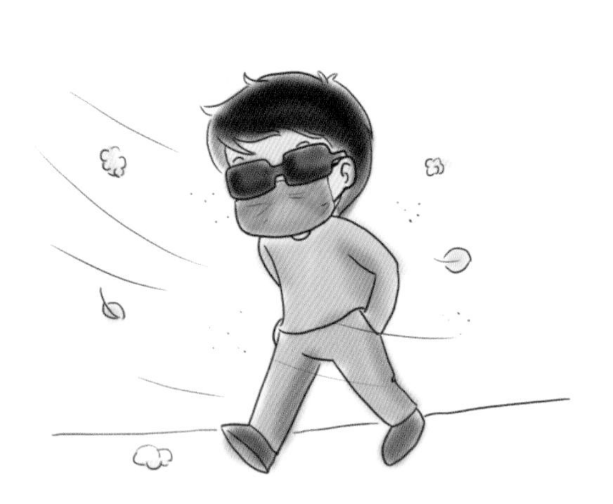

“全副武装”再出门

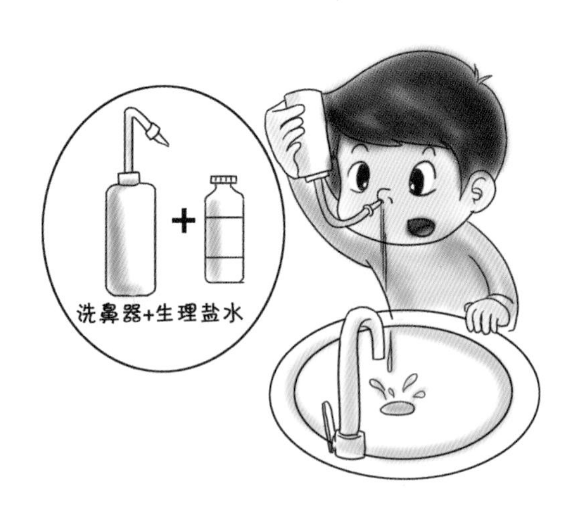

11

旅行途中眼睛不适该选什么药?

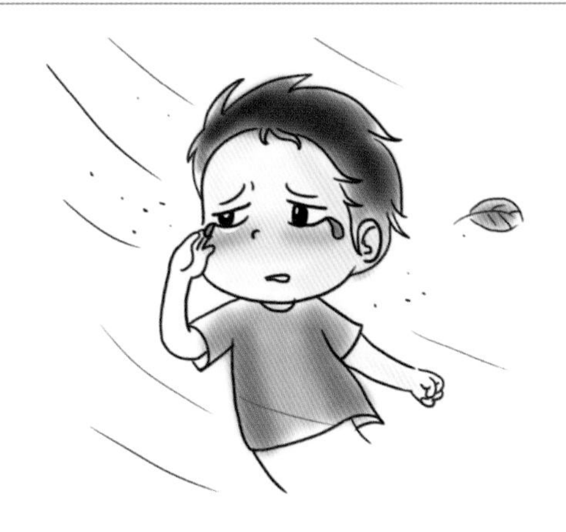

旅行途中难免会遇到风沙，会有异物入眼，眼睛流泪、干涩、疼痛；游泳后眼睛出现发痒、红肿、发炎等不适；还有少数人患有沙眼、慢性结膜炎等眼科疾病。眼睛是人体最娇嫩的器官，如有意外不容拖延，尤其是在荒郊野外、高山深谷中，或是海边游泳后，因此旅行前备好适用的眼药水就变得非常有必要。

一、旅行前应准备哪些眼药水?

要根据自己旅行的目的地、路途气候来准备眼药水。去沙漠、草原或沿途风沙大的地方，除了通过戴太阳眼镜来隔离紫外线、防止眼睛受风沙侵害外，如果眼睛发红，需要准备抗过敏和改善干眼症状的眼药水。如果去海边度假，游泳后出现眼睛痒、眼内有异物感及烧灼感等情况，可能是得了急性结膜炎，备有抗菌或抗病毒作用的眼药水是必不可少的。如果患有沙眼或其他一些有眼部疾病以及佩戴隐形眼镜的朋友需要外出旅行，那么带一小瓶洗眼液可在旅途中减少不必要的麻烦。

根据不同的需要，旅行中可以准备的眼药水主要有以下几类。

作用	常见药品
抗菌	金霉素、氯霉素、妥布霉素、氧氟沙星
抗病毒	阿昔洛韦、利巴韦林、更昔洛韦
抗过敏	色甘酸钠
改善干眼、缓解眼疲劳	萘敏维、透明质酸钠

二、游泳后眼睛不适怎么办?

如果游泳环境消毒不到位，您游泳后很可能会出现眼睛发痒、红肿、疼痛等不适。这些表现说明您很有可能患上了眼科疾病——急性结膜炎，也就是我们俗称的“红眼病”。急性结膜炎是一种常见的眼科传染病，其病因可能是细菌，也可能是病毒，可通过水或洗脸毛巾等传染。急性结膜炎多发生在夏季，其主要表现是眼睛痒、眼内有异物感及烧灼感、结膜充血（眼睛红）和眼内分泌物增多。这种分泌物如果量多而浓稠，常为细菌性结膜炎，可选用如氯霉素、妥布霉素、氧氟沙星眼药水中的一种，如在晚上可选用氧氟沙星眼膏或金霉素眼膏进行抗感染治疗。

如果分泌物量少而稀薄多为病毒性结膜炎，可选用一种抗病毒眼药水，如阿昔洛韦、利巴韦林、更昔洛韦等。如果眼睛出现痒、干涩，眼内有异物感等过敏症状，可选用萘敏维、透明质酸钠等眼药水缓解眼疲劳和眼干症状。

三、眼睛迎风流泪、干痒怎么办?

旅行途中如果遇到迎风流泪、干痒或灰尘沙粒等异物进入眼内，切莫马上用手揉搓眼睛，这样容易引起结膜炎、角膜炎等。建议您立即闭上眼睛，转动眼球，或用拇指和食指做提拉上眼睑（上眼皮）的动作，反复几次，这样异物便会随眼泪排出。也可用手指将上、下眼睑向外翻出，仔细寻找异物，然后用沾有冷水或温水的干净手帕将异物拭去。如果眼睛还是干涩，迎风流泪症状不能缓解，表明您可能已经患上结膜炎，可选用抗感染眼药水、眼膏进行治疗。

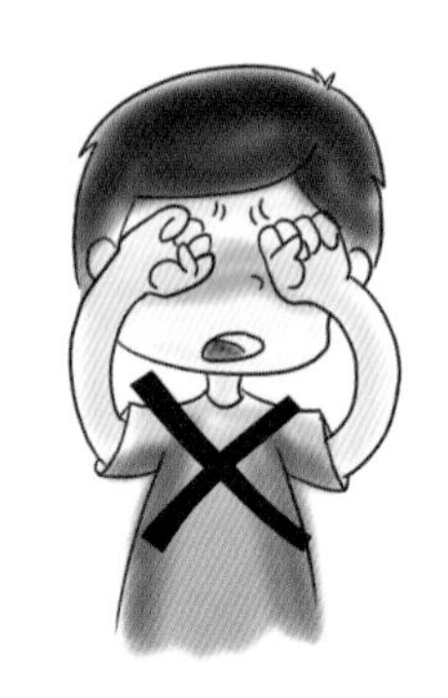

切莫用手揉搓眼睛

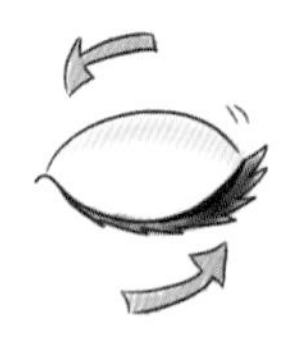

闭上眼睛，转动眼球

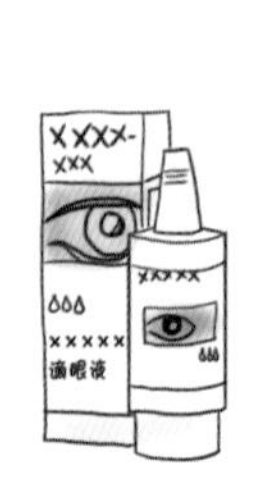

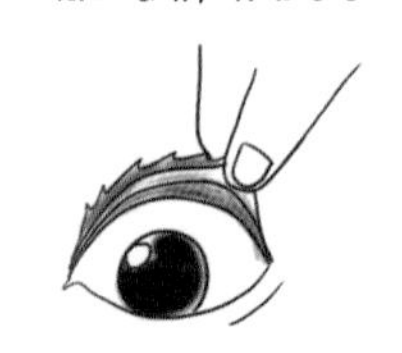

用拇指和食指做提拉上眼睑的动作

如果您的眼睛时常有流泪、异物感，有较多的黏性分泌物而被诊断为患有沙眼疾病，建议选用利福平滴眼液、氯霉素滴眼液、红霉素类或四环素类眼膏。

因为沙眼可通过不干净的手、毛巾、纸巾等传播，所以平时切断传播途径对预防沙眼很重要，提倡一人一巾，定期暴晒毛巾，用流水洗脸，养成良好的个人卫生习惯。家庭出游条件有限，尤其要注意防止家人之间的交叉传染。

如果是在春暖花开的春季选择去旅行，途中眼部出现瘙痒、眼睑水肿或肿胀，结膜充血、水肿症状，那表明您可能患上了季节性过敏性结膜炎，建议选用色甘酸钠滴眼液或地塞米松滴眼液进行抗过敏治疗。

四、眼药使用方法有讲究

出现眼部不适，常常需要使用眼药水和眼膏，掌握正确的用药方法，才能使药物发挥疗效。

1. 掌握正确的滴眼方法

滴眼的正确方法是眼睛上视，把下眼睑向下轻拉，形成眼袋，再将药液滴入其中。操作时，药品瓶口不可碰触到睫毛和眼睑，以免污染眼药水。另外，药液最好不要直接滴到角膜上，因为角膜特别敏感，受到轻微的刺激就会引起眨眼，以致眼药水滴到眼睑上。

2. 避免副作用

滴眼药水时，眼药水除了被结膜吸收之外，还可经鼻泪道被鼻腔或咽部吸收，倘若吸收量过大，可引起全身反应；如皮疹、荨麻疹、眼睑皮肤炎等过敏反应；重症会引起呼吸困难、血压降低等。所以一定要规范地去使用眼药水，按照说明书用法用量，不超剂量，不随意购买，才能避免这些副作用。

3. 注意有效期

眼药水大多为水溶液，含有适量的抑菌剂，性质比较稳定，保存期较长，但开封后因为接触了空气，会缩短使用期限，有些说明书会注明开封后的效期，这点一定要注意。此外，也有一些眼药水，需现配现用。因此，在使用眼药水之前，首先应该检查药液是否变色、混浊，是否有霉菌生长等，如有这些情况，即使药品未过有效期，也不宜再使用。

点眼膏的正确方法

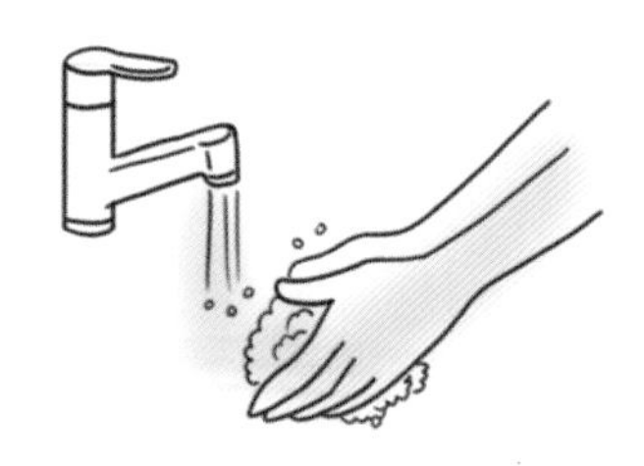

1.用肥皂清洗双手

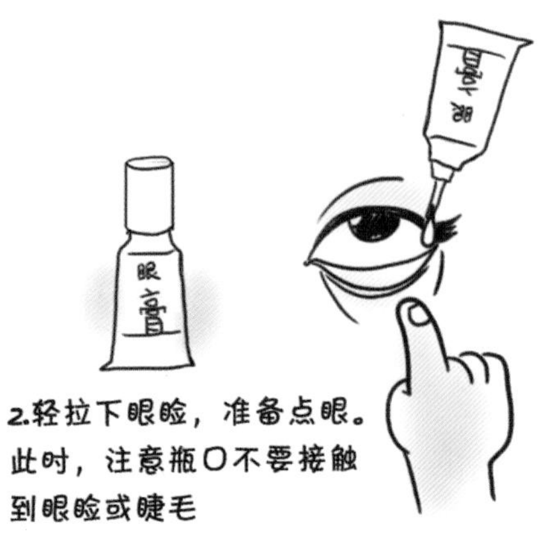

2.轻拉下眼睑，准备点眼。此时，注意瓶口不要接触到眼睑或睫毛

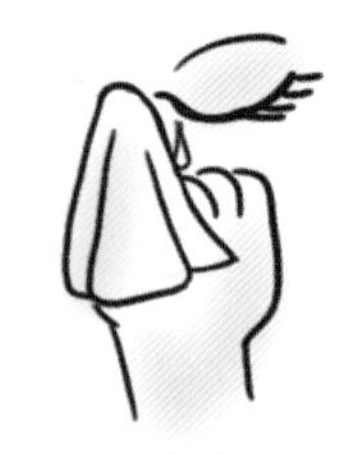

3.溢出的眼膏，用清洁纱布或纸巾擦拭

点眼药水的正确方法

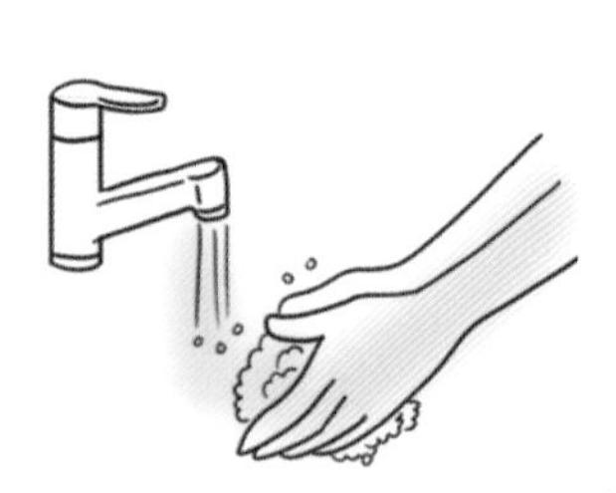

1.用肥皂清洗双手

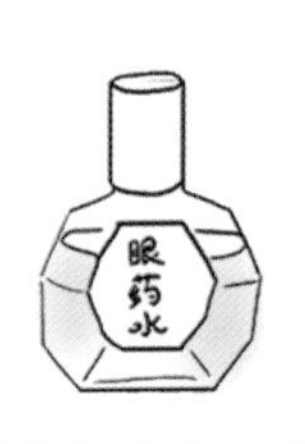

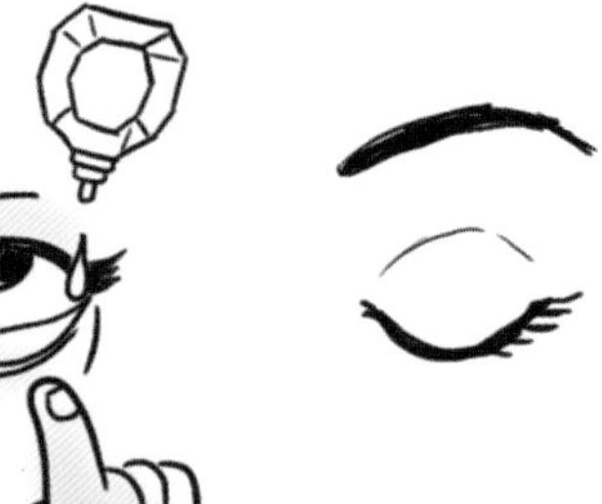

2.轻拉下眼睑，准备点眼。此时，注意瓶口不要接触到眼睑或睫毛

3.点眼后闭上眼睛约1至3分钟

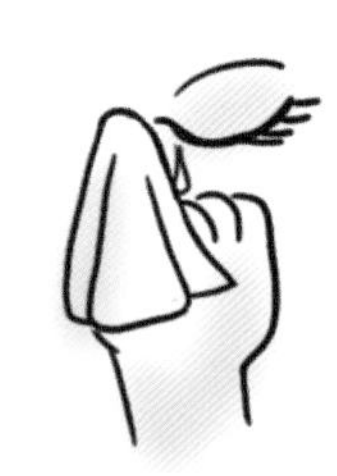

4.溢出的眼药水，用清洁纱布或纸巾擦拭

宁夏医科大学总医院：张鹏

内蒙古乌海市妇幼保健医院：孙永瑞

12

换床睡不着，旅行失眠怎么办？

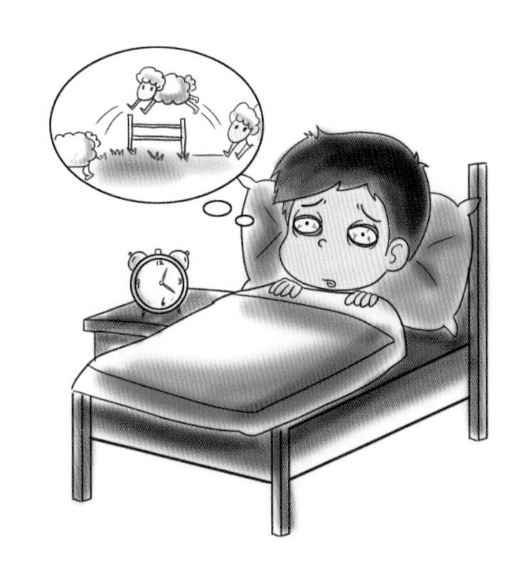

你是否有过这样的体验？旅行前夜兴奋地辗转难眠，在外面的酒店又出现了“认床”的困扰，换了一张陌生的床或换了一个陌生的居室环境，就无法入睡。然而何以一路高歌，涉足万水千山而不辜负良辰美景？唯有充足的睡眠才能保证充沛的体力，睡不好，会直接导致旅行满意度的下降，了解下面这些药物，可以帮您解决失眠困扰。

一、选用失眠药物要分清情况

1. 外出住宿不习惯，心悸烦躁选什么药？——安神药

分类	药物成分	作用	温馨提示
朱砂安神丸	朱砂、磁石、龙骨、龙齿、琥珀、珍珠母、牡蛎、紫石英等。多为矿石、化石、介类药物	镇安心神，平惊定志	（1）研粉制丸服用。（2）脾胃虚弱者慎用
酸枣汤	酸枣仁、柏子仁、灵芝、夜交藤、远志、合欢皮等	滋养心肝，益阴补血	（1）养心常用酸枣仁。（2）养血用大枣。（3）宁心选茯苓、人参、五味子

2. 长期失眠选什么药？——安眠药

治疗失眠最有效的药物为安眠药，但其副作用又对人体有损害，树立正确的用药观念十分重要。此类药物要在专科医生和药师的指导下合

理使用才能既帮助您改善失眠状况又能把风险降到最低。掌握下面的几个用药原则非常重要。

√ 苯二氮䓬类药物（如地西泮、氟西泮、氯氮䓬、奥沙西泮和三唑仑等）起效迅速，但长期使用会产生依赖性，突然停药会出现戒断效应而导致彻底无法入睡，使用时需遵医嘱，控制剂量和疗程。

√ 具有镇静作用的抗焦虑药物（如氯米帕明、曲唑酮、米氮平等）起效虽慢，但人体不会产生依赖性，相对安全。

√ 有较强镇静作用的抗精神病药物，小剂量使用时有很好的镇静作用，也无依赖风险，对认知功能的影响相对较轻。

√ 有镇静作用的保健品褪黑素有较好的镇静作用，但女性长期服用可能导致不孕。

3. 劳累体虚，睡不安稳选什么药？——补气养血的中成药

药物	对应症状
归脾丸	气短心悸、失眠多梦、头昏头晕、肢倦乏力、食欲不振
逍遥丸	肝气不舒所致的月经不调、胸胁胀痛、头晕目眩、食欲减退、失眠多梦

续表

药物	对应症状
天王补心丹	心悸失眠、虚烦神疲、梦遗健忘、手足心热、口舌生疮、舌红少苔
朱砂安神丸	胸中烦热、心神不宁、失眠多梦
礞石滚痰丸	癫狂惊悸、怔忡昏迷、胸脘痞闷、眩晕耳鸣

二、失眠用药需谨慎

√ 药物治疗需要结合心理疗法，有规律的体育锻炼和精神松弛有助于尽早摆脱失眠困扰。

√ 以下情况需要严格遵医嘱科学用药：任何可能诱发或加重失眠的躯体疾病、精神障碍、药物滥用。

√ 镇静催眠药应选用最小剂量，但不要擅自减量，用药剂量需遵医嘱。

√ 催眠药大多经过肝脏解毒，肾脏排泄，若经常服用催眠药，应注意定期检查肝肾功能。

√ 长期接受药物连续治疗的患者应当避免突然终止药物治疗，突然终止药物治疗可能带来潜在的失眠反弹和严重的精神症状。

睡眠是人体对精力和体力的修复，如果在该修复的时间里没能修复，那就等于在继续损耗人体的能量。因此，若旅途中失眠可以在第二天早餐时适量多吃一些，补充鸡蛋、鱼、虾、瘦肉等高蛋白的食物，弥补一些因缺觉带来的能量损耗。对环境敏感，睡前喝咖啡、浓茶等，都可能导致旅行中发生“一过性失眠”，要避免这些外界刺激。

旅行中预防失眠：可以保持平时的睡眠习惯，平时几点入睡，出游也几点入睡，遵循一贯的睡眠规律。有条件的话睡前可以泡个澡或泡泡脚，喝一杯热牛奶，也可以做做瑜伽，让肌肉放松，并做自我心理暗示，增加睡意。

空军军医大学第一附属医院：王聪聪

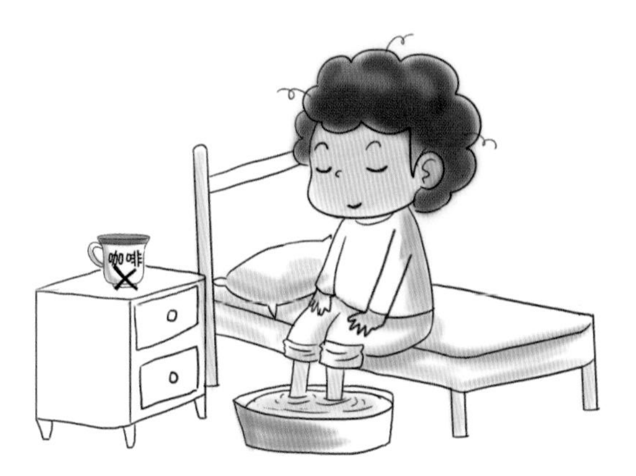

13 亲子游，要带哪些药？

对于孩子来说，不管年龄大小，只要去旅行，他们就会有不一样的见识和感受。带宝宝去旅行，能开阔视野、强健体格、锻炼胆量，非常有利于宝宝的成长和发育，但出门在外，孩子生病是家长最揪心的事。备好药品，掌握一些基本的用药知识，如果真的出现一些小状况，家长就能第一时间采取相应的处理措施，安心开启亲子欢乐旅途。

一、带宝贝出行下面这些药要备好用对

1. 宝宝外出容易因为天气和环境变化发生

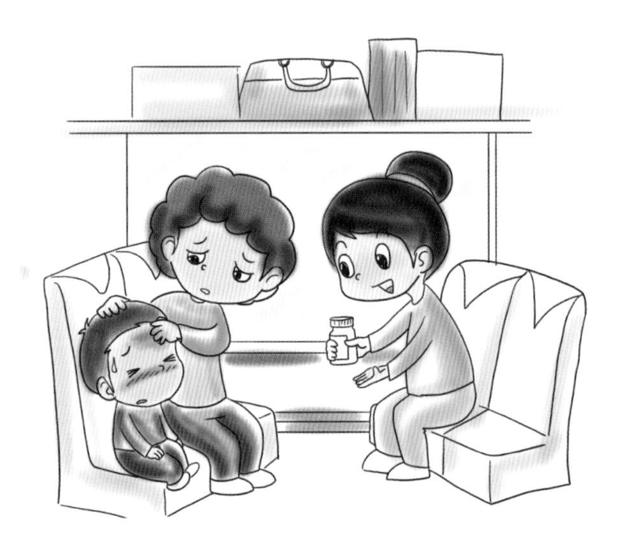

感冒，以扁桃体红肿、咳嗽、发热为主要症状。备用药物主要以抗病毒和缓解症状的药物为主：例如小儿感冒颗粒、四季抗病毒口服液 / 颗粒、小儿咳喘口服液等。

2. 需准备退热药物，例如对乙酰氨基酚或布洛芬的栓剂、滴剂、混悬剂等。

3. 无论何种原因导致的发热，一旦孩子体温超过 38.5℃，就应该给孩子口服退热药物，对于 5 岁以内的孩子来说，及时退热尤其重要，因为他们在发热时极易发生高热惊厥。

下面这些药物可以用于缓解感冒相关症状。

药物	作用	温馨提示
布洛芬混悬液	（1）用于儿童普通感冒或流行感冒引起的发热。 （2）用于缓解儿童轻至中度疼痛，如头痛、关节痛、偏头痛、牙痛、肌肉痛、神经痛	（1）混悬液适用于 1～12 岁儿童。 （2）需要时每 6～8 小时可重复使用，每 24 小时不超过 4 次，或参照年龄、体重剂量表，用滴管量取
幼儿退热滴剂	（1）用于儿童普通感冒或流行性感冒引起的发热。 （2）用于缓解轻至中度疼痛，如头痛、关节痛、偏头痛、牙痛、肌肉痛	（1）用于解热连续使用不应超过 3 天，止痛不应超过 5 天。 （2）1 岁以下儿童应在医师指导下使用。 （3）对阿司匹林过敏者慎用
小儿肺热咳喘口服液	（1）尤其对甲型流感病毒的 H_3N_2 和 PR8 及呼吸道合胞病毒作用明显。 （2）有效预防、治疗流感病毒所致的肺炎	用法用量需遵医嘱，按照儿童年龄增量使用
氨溴特罗口服液	有利于痰液排出	（1）儿童易于接受，疗效可靠、安全性高、服用方便。 （2）对严重呼吸困难患者，可遵医嘱适当加量使用

4. 宝宝外出可能因水土不服、旅途疲劳等原因发生腹泻，但一般并不需要服用抗菌药物，需要注意的是补充水分、电解质和肠道益生菌，

因此备用药物应包括：补液盐、益生菌等。

5. 宝宝外出不但易腹泻，而且易便秘。便秘会导致腹痛、食欲不佳等，因此可准备开塞露等易携带、效果较明显的治疗便秘的药物。

6. 进行长途旅行时，有些孩子可能会对花粉或者某些食物发生过敏，因此需要准备一些抗过敏药物，如氯苯那敏或氯雷他定等，当孩子出现皮肤起疙瘩伴瘙痒等过敏症状时，在医师建议下可以给孩子吃一些抗过敏药物以减轻过敏症状。

7. 宝宝活泼好动，难免摔倒碰破，因此消毒药水、棉签和创可贴等应备好，以妥善处理伤口避免感染。

8. 炉甘石洗剂可用于宝宝长痱子或被蚊虫叮咬等情况。

9. 宝宝出行如果出现因不同交通工具所引起的眩晕、恶心、呕吐等不适可以使用晕车快贴，在乘坐交通工具前半小时贴于耳后凹陷处即可缓解。

二、宝贝出行用药注意事项

1. 出行备药，药品的剂型也应做相应考虑。颗粒剂最方便旅行携带，服用也较方便。片剂对较小的孩子服用不太方便，而口服液虽然服用方便，但携带起来麻烦一些。

2. 给宝宝备用的药品应尽量选择儿童专用药品，剂量和用药频次应参照说明书或遵循医师及药师的意见。

3. 若为宝宝安排了游泳、泡温泉等项目，还可准备生理盐水，用于玩耍后冲洗眼睛以防止感染，也可用于外伤伤口清洗。

出门在外还是口服液方便呀，
就是携带不方便
小儿退热棒
布洛芬
退热贴

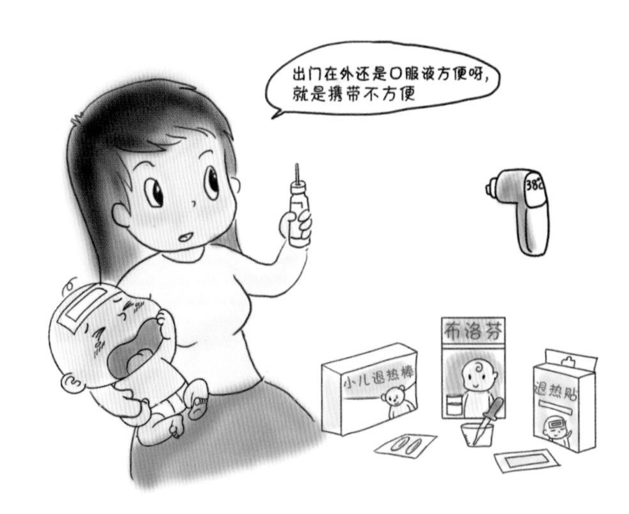

4. 在准备旅游度假备用药品时，要根据孩子的年龄大小、旅游季节、旅游时间长短、旅游目的地的不同而选择不同的药品，并不是越多越好。

5. 备用的外用药和内服药应分开放置，要保存好原包装及说明书，以备查看。

6. 别忘随身携带体温计和儿童喂药量器。

7. 一旦症状严重，要及时到当地医院就诊。

最后还要提醒一下：不同的旅游目的地，当地饮食习惯可能与平时在家有较大的差异。大人可能很快就能适应，但孩子未必能适应。面对这些美食，可以尝尝鲜，但不可暴饮暴食。而且带着宝宝出行，旅途中也要注意游玩强度，行程上不宜安排得过于紧张，要给孩子充足的睡眠休息时间，让孩子拥有良好的精神状态游玩。提前做好攻略，一边游览，一边教育和引导孩子也很重要，可以提升孩子的适应能力和观察能力，告诉他们当地的风土人情及相关知识，让宝贝感受游玩乐趣的同时，学习知识、增长见闻。

空军军医大学第一附属医院：王聪聪

14 带父母去看世界，请备好这些药

长辈们的旅行需求和我们有很多不同，无论是心理上的还是生理上的。旅途的舟车劳顿会让人感到疲劳和紧张，环境、气候的变化对年轻人来说，可能很快就能过渡和适应，但对于老年人，由于身体各个器官功能的自然衰退，更容易受到外界因素改变的影响而出现便秘、拉肚子、消化不良、失眠等问题。加上很多老年人本身患有高血压、冠心病、糖尿病、哮喘等需要长期坚持用药的慢性疾病，旅行可能会使原来的病情加重或反复，如果处理不好会让欢乐的旅程大打折扣。因此，带父母旅行一定要做好充分准备，规划好行程，备好必需药品。

一、老年人出行前要做好哪些工作?

1. 知己——评估老年人健康状况

老年人在不了解自己健康状况的情况下出游，是一件很危险的事情，因此出发前可以带老人做一次全面的体检。有些城市的医院里还专门开设了旅行门诊，如果是出国旅行，建议去旅行社的国际旅行健康咨询中心进行咨询。

2. 知彼——事先了解旅行目的地

除了了解老年人的身体状况之外，还要了解旅行目的地是否适合老年人。建议尽量选择一些气候温和、交通方便、医疗服务易获取的地方，避免去森林、沙漠、高原等气候恶劣、医疗资源短缺的地方，避免徒步、登山等需要消耗过多体力的运动，给父母规划一次“享受性”而不是“挑战性”的旅途。

二、老年人出行要带好哪些药?

1. 慢性疾病用药不能停

患有多年慢性疾病的老人，平时生活中肯定都有自己的“私人小药箱”，比如降压药、降糖药、吸入用药等。坚持用药是治疗慢性疾病的重中之重，因此旅途中一定要把平时用的这些药都随身携带，切莫因为旅途而擅自停药减药。

需要带多少量，这个问题没有明确的答案，要根据出行时间、服药的种类和剂量来计算。一般每天药量乘以出行天数就是携带的总量了，带多了也会增加旅途的负担。

2. 必备急救药品和设备不可少

除了慢性疾病用药外，所有老年人在医师指导下都应该随身携带硝酸甘油，治疗肠胃不适的药品，以及退烧药等。

疾病	药物	小贴士
突发心肌梗死	硝酸甘油	一定要带，突发心梗时能救命！！
肠胃不适	（1）消化不良用药：多潘立酮、西沙必利、复方消化酶等。 （2）腹泻用药：蒙脱石散等。 （3）便秘：开塞露	按时吃饭，清淡为主，避免吃一些辛辣、刺激、油腻的食物
发烧	解热镇痛药：阿司匹林、布洛芬、对乙酰氨基酚	肝肾功能不好的老年人请在医师建议下选择退烧药类型

三、老年人出行注意事项

1. 按时吃药有方法

随身携带小药盒不失为一种提醒按时吃药的好方法，可以把“早、中、晚、临睡”时吃的药分别放在不同的格子内，这种方法对每次吃多种药或每天吃好几次药的病人来说非常方便，除了小药盒之外，定闹钟、家人的提醒也是不错的方法。

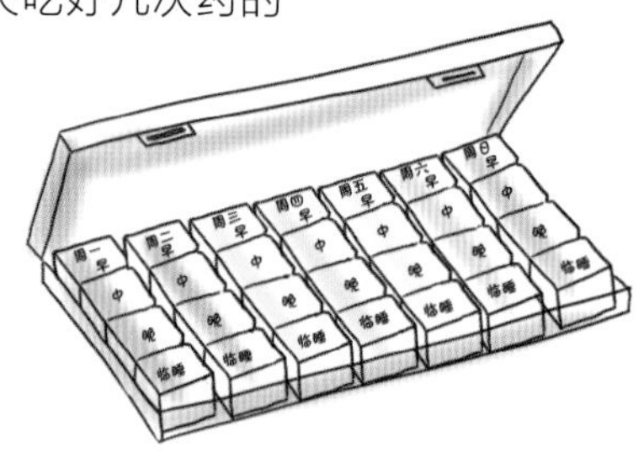

2. 带上呼吸机

平时睡觉需要佩戴呼吸机的老人，旅行时一定要把呼吸机带上！现在的很多呼吸机小巧便携，不仅能保证旅行期间的好睡眠，对于自身慢性疾病的控制也有很大帮助。

3. 警惕“经济舱综合征”

“经济舱综合征”简单来说，就是在坐飞机、火车、汽车过程中因为空间小、长时间坐着不动导致血管中形成血栓，一旦血栓脱落，会严重危及生命。因此，老年人在长期乘坐交通工具时要多喝水，千万不要全程睡觉。可以进行小范围的活动，比如翘脚尖、踮脚跟、抬腿，这样能促进小腿的血液循环。

4. 适当增减衣物

旅途中太冷或太热都不利于老年人的身体健康，别怕麻烦，多带点薄厚不同的衣物很重要。

在我们的相册里，一定都珍藏着我们蹒跚学步时，父母带我们去公园玩的老照片。那个年代物资奇缺，买一串糖葫芦都算得上奢侈品，买一个风车，也可以算是一件“旅游纪念品”。那个年代大家的经济条件有限，我们只能通过图片去感受世界。但今天，我们的物资丰富了，你可曾想过带父母“近距离”地看看今天的世界？张爱玲说：“出名要趁早呀，来的太晚，快乐也不那么痛快。个人即使等得及，时代是仓促的，已经在破坏中，还有更大的破坏要来。”同样的，带父母去看世界也要趁早，现在就开始着手准备，规划好路线，收拾好行囊，出发吧。

空军军医大学第一附属医院：王聪聪

15

去旅行，胰岛素怎么带？

使用胰岛素的糖尿病患者在外出，尤其是旅行时，对胰岛素的保存都感觉很棘手。因为无论短效、中效、长效还是预混的胰岛素，说明书上往往规定：在2～8℃下保存，正在使用的胰岛素，短期内在室温下可以保存，但应尽快用完。胰岛素是一种生物制剂，对环境的要求较其他药物相比更严格。外出旅行不比在家里，长途颠簸、昼夜温差、气候变化等，如果保存不当都可能导致胰岛素失效。因此，旅行前要学会胰岛素的保存方法，别让胰岛素成为旅途中“甜蜜”的负担。

一、未开封和已开封的胰岛素携带方法不同！

1. 未开封的胰岛素

出游时，未开封的胰岛素最好放在一个便携式的“恒温箱”中，可以是车载冰箱、冰袋、胰岛素冷却袋，也可以是自备的保温杯、保温盒或保温袋。其中，胰岛素冷却袋一旦用水激活后，每次可以持续4～5天，储存较为安全便捷，需要注射的时候只要直接取出即可，不必担心因为胰岛素温度过低而导致的注射时疼痛及其他不适，价格也比较实惠。

相比胰岛素冷却袋，车载冰箱和冰袋维持的时间便没那么长了，维持的温度也相对较低。此外，需要使用电和冰块的这一特点，则在一定程度上限制了二者的应用。

小提示：如果使用冰袋携带，应用毛巾事先包裹胰岛素，不要直接贴着冰袋保存，避免胰岛素遇冷凝固失效。

2. 已开封的胰岛素

已开封的胰岛素在常温下携带和保存就可以，如果恰好旅行的地方气候炎热，超过30℃，就需要把胰岛素储存在冷却袋中携带，回到室内后，及时取出，放入冰箱的冷藏室，或者放于房间的阴凉处保存。

二、带胰岛素坐汽车和火车的注意事项

炎炎夏日，如果是坐汽车旅行或自驾游，千万不要将装有胰岛素的包放在散热器或后备箱中。一旦离开汽车，一定不要把胰岛素遗留在车里，因为熄火后车内温度会明显升高，加上日照充足，车内有时会超过 50℃，可能会导致胰岛素受到破坏而失效。

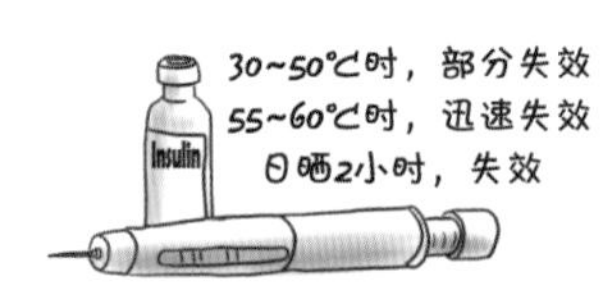

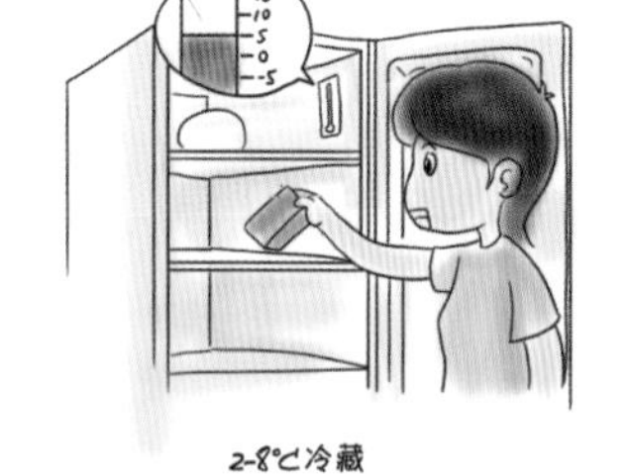
2-8℃冷藏

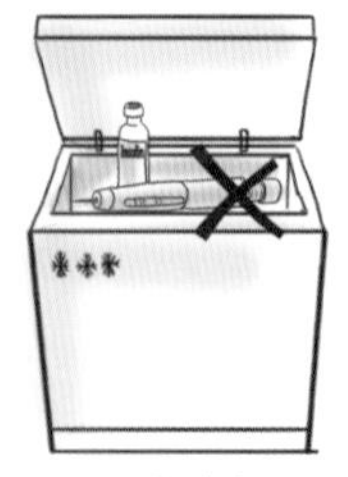
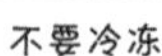
不要冷冻

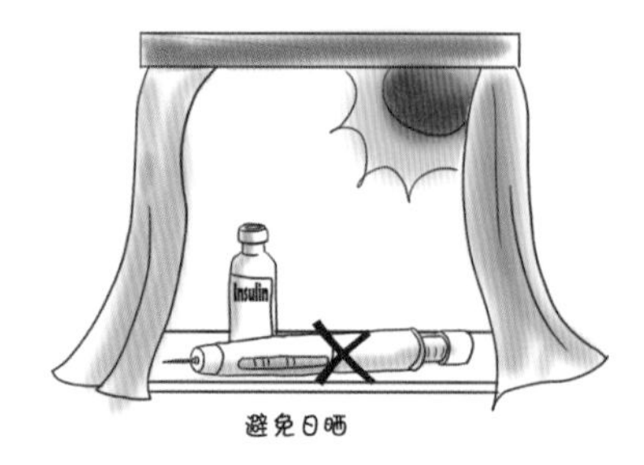

避免日晒

三、带胰岛素坐飞机的注意事项

胰岛素是液体，使用的时候还要用针头，如何让它和主人一起“坐飞机”呢？

1. 携带处方或医疗证明，并注意药品和注射器包装完整。

中国民航总局明确规定胰岛素虽然是液体，但在经过安全检查确认无疑后，糖尿病患者携带适量胰岛素上飞机是可以的，前提是必须携带医生处方或医疗证明，证明自己是正在使用胰岛素治疗的患者，并应主动向安检人员出示证明。需要保持胰岛素包装的完整，是为了证明携带的的确是胰岛素，而不是经过调换过的其他物品。如果是自行购买的胰岛素，没有处方，则需要按照常规液体处理，也就是装在 100ml 容器内。

2. 千万不要托运。

√ 乘飞机旅行前要仔细检查行李，千万不要把胰岛素放在托运的行李中，一定要随身携带。因为高空飞行的时候，行李舱的温度在 0℃以下，相当于把胰岛素放进了冰箱的冷冻室，会使胰岛素结冰失效，解冻之后也不能使用。

√ 行程中偶尔轻微晃动是不会有问题的，

但剧烈震荡会破坏胰岛素的结构，同样会使胰岛素失效。

√ 长时间飞行的旅途，注意不要把胰岛素和热饮、电脑、手机等散发热量的东西放在一起。

四、携带胰岛素泵坐飞机怎么办？

如果担心金属探测器影响胰岛素泵的功能，可以事先告知安检人员手动检查，而不要通过X光等设备。使用胰岛素泵的糖尿病患者可以携带以下物品乘机：胰岛素和胰岛素配方的产品（包含胰岛素的各种输注设备）、配合注射的注射器（无限制数量）、采血笔、血糖仪、血糖试纸、酒精棉片、血糖仪校对试纸 / 测试液、尿糖试纸、胰岛素泵及胰岛素泵耗材（电池、塑料储药器、管路、针头等），其中胰岛素泵必须配有胰岛素才行。

小提示：出国旅游前需要事先了解目的地国家的一些特殊要求，包括是否能携带胰岛素，携带的最大用量是多少，能否在当地购买等。需要注意的是，国外购买的胰岛素可能与国内的浓度有所差异，使用前应该仔细阅读药品说明书，并且重新计算注射剂量。

五、糖尿病人出发前应该知道的重要事

√ 出发前备足必需品：包括胰岛素、注射笔、针头、血糖仪、血糖试纸等，切记要按时打针及消毒注射用具。

√ 妥善保管胰岛素，避免暴露在高温和阳光直射的地方。

√ 随身携带一些糖、饼干、水果，用于爬山、徒步等活动量较大后及时补充能量，警惕低血糖的发生。

√ 穿舒服的鞋很重要，不宜穿高跟鞋、拖鞋、尖头鞋、凉鞋，每晚检查双脚是否有伤口，发现水疱或破溃及时处理。

√ 提前制作一张自己的糖尿病保健卡并随身携带，以备在发生低血糖昏迷时，周围人可以迅速提供帮助。

新疆医科大学第一附属医院：丁楠

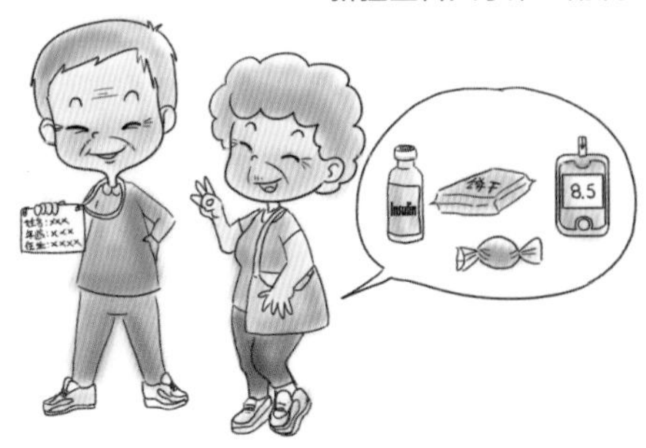

16

出国旅游带药切莫“太随意”，小心惹官司

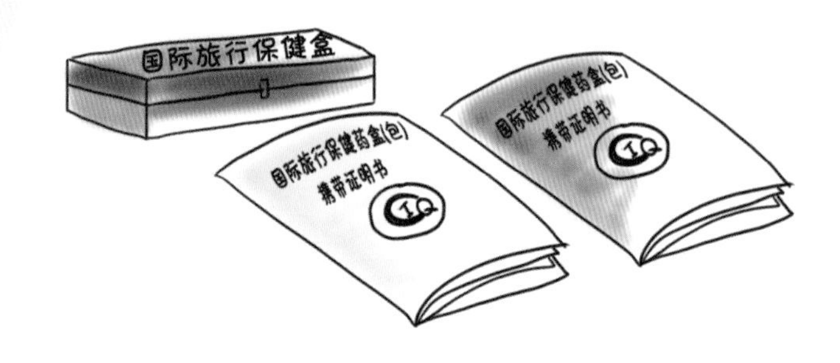

近年来，随着全球化进程的不断加速，出国旅游度假已成为国人越来越热衷的时尚选择。那出国旅游应该准备哪些药品既不会被旅游目的地国家当做违禁药品限制，又能在旅途中以备不时之需呢？2017 年，国外一名女子在入境埃及时，因为男友携带止痛药（290 粒曲马多）将面临最低 25 年、最高死刑的判决。曲马多在一些国家，包括中国都属于随处可见的处方药，但在埃及却被列入违禁药品。2014 年我国浙江省杭州市的一位王先生曾受托帮助美国洛杉矶的一位女士带去 16 瓶复方甘草片被遣返回中国，并且 5 年内被禁止进入美国。

出国旅游怎样才能在保证自身用药的同时，又不触犯入境国的规定呢？您首先要向目的国家大使馆详细咨询和了解入境违禁物品携带的有关规定。在备药时，应尽量避免携带含有违禁成分的药品。因个人健康原因确实需要带药的，可以前往各地检验检疫局下属的国际旅行卫生保健中心办理“国际旅行保健药盒（包）携带证明书”或购置专用的“国际旅行保健盒”，以避免入境时遇到不必要的麻烦。

一、出国旅游带药要注意以下两点

1. 携带药品要适宜

大部分国家的海关都会对入境者携带的药品进行检查。大部分国家都允许游客随身带进有限数量的、符合某些条件的药品。如澳大利亚允许携带可供 3 个月使用的药品。药品应存放在原配发或提供的容器内。游客不可事先通过邮局或作为不随行物品邮寄药品。

2. 药品标签和说明要完整

美国、加拿大等国在旅客入境时，对药品的标识要求尤为严格。加拿大入境检查要求游客携带的药品必须带有原始的标签及使用说明，并要求游客携带开药的处方。

如果一定要带特殊药品入境美国，入境前必须在美国大使馆提交申请，并获取准许证，才可以入境。携带药品如含可导致上瘾的成分，须附有明确的标记，并且只能携带需要的剂量，同时也需要携带医生的处方或说明。

二、须注意部分国家携带药品的“特殊”规定

鸦片、吗啡、海洛因、大麻等一类麻醉药品，世界各国都禁止私自携带入境；任何含有动物成分的中药，如熊胆粉、燕窝、牛黄解毒丸等都属于违禁品，旅客不要存有侥幸心理随意携带。

1. 法国

禁止携带含有兴奋剂、大麻等成分的药品入境。此外，欧洲各国对常见药品入境没有太多限制，携带的药品只要不过量，通常情况均能顺利过关。

2. 澳大利亚

带进澳大利亚的药品受到严格的控制并应在抵澳时通过行李厅的红色通道出口进行申报。对麻醉剂、安非他酮、巴比妥酸盐、镇静剂、生长激素、蛋白合成和雄激素类固醇及红细胞生成素（简称 EPO）等含有禁止物质的产品需有进口许可证。有些药品还需要接受检疫检查。含有人和动物血源成分的药品及含有来自受保护物种成分的传统药品有特别的进口要求与限制。

3. 美国

如果一定要带特殊药品入境，必须提前向美国大使馆提交申请，并获取准许证才可以携带入境。一般来讲，美国食品药品管理局（Food and Drug Administration，简称FDA）不允许从美国国外购买的处方药物入境，只有在美国能合法开具的处方药，才能被进口作个人用途。

美国海关禁止携带含有海洛因、可卡因、大麻、LSD（一种强烈致幻剂）等麻醉精神类药物入境。镇静剂、安眠药、兴奋剂、抗抑郁剂、抗癫痫药和一些易被犯罪

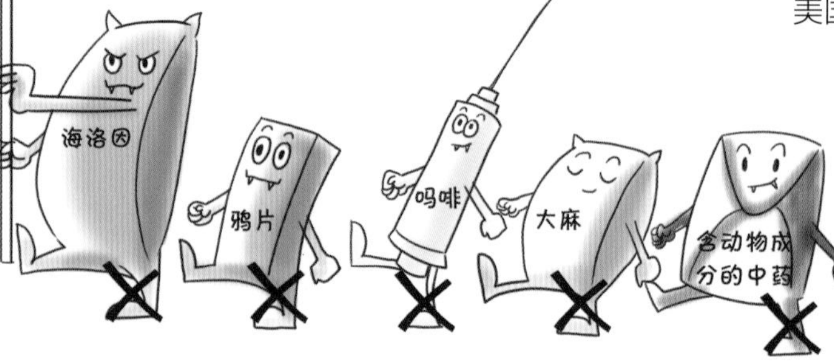

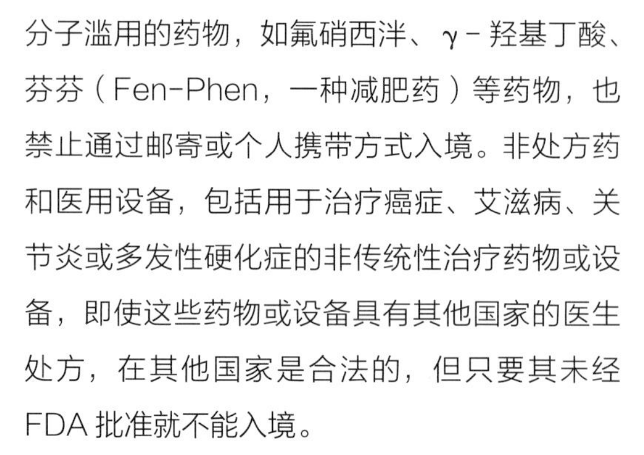

分子滥用的药物，如氟硝西泮、γ-羟基丁酸、芬芬（Fen-Phen，一种减肥药）等药物，也禁止通过邮寄或个人携带方式入境。非处方药和医用设备，包括用于治疗癌症、艾滋病、关节炎或多发性硬化症的非传统性治疗药物或设备，即使这些药物或设备具有其他国家的医生处方，在其他国家是合法的，但只要其未经FDA批准就不能入境。

另外，一些联邦政府允许持有的药物，在某些州可能是违法的。中成药是美国海关禁止携带的药品，因为美方认为中药通常无法核实具体成分。除非旅客持有的药品数目有限，而且附带合法医生的相关处方。任何有动物成分的中药，如熊胆粉、燕窝、牛黄解毒丸等，被美国海关归入“生物制品”范围，入境必须由美国农业部或疾控中心批准。

在美国和加拿大，携带的处方药必须要有原封包装，并且不超过“个人用量”（通常理解为90天用量）。所以携带的药品要根据逗留时间，计算好剂量。如果携带的药品不在其本来的包装盒中，或是

携带量较大，需要随身携带医生开出的处方或便条。美国出入境的法律还规定，如果旅客携带的药物中含有潜在的成瘾性成分或麻醉成分，如一些治疗咳嗽的药物、镇静剂、安眠药、抗抑郁剂或兴奋剂等，应向当地海关和边境保卫局官员申报。

4. 加拿大

禁止携带含麻黄碱的药品（康泰克、白加黑、泰诺等）、含阿片类物质的药品（复方甘草片）、多潘立酮（吗丁啉）。

5. 日本

一般的胃肠药、感冒药、创可贴、止血药和消炎药可以携带入境，但不能携带减肥茶入境。

6. 新加坡

携带的药品必须是新加坡法律所许可的项目，特别是安眠药、镇静剂要有医师处方，以证明该药品为随身必备。

7. 阿联酋

严厉禁止外国人超量携带“去痛片”等药品入境。

8. 英国

携带中成药必须是新包装没有打开过，液体药品原则上单件不超过 100ml，总量不超过 1 000ml。中医在英国受到一定认可，常用药品一般可顺利通过海关，但不得携带含有动物成分的中药入境。

9. 新西兰

旅客携带药品要符合两个条件：①具备西医处方，病人需要服用该药品来治疗疾病或维持生命的西医书面证明；②药品是原封包装的。

新西兰被列入禁止带入的动植物多达 35 000 种。同时新西兰政府还规定，禁止海外留学生携带感冒药入境。

大部分中药是可以携带进入新西兰的，但是过海关之前，务必要申报。禁止入境新西兰的中药有：含有羚羊角、大量蜂蜜、麝香、燕窝，以及有高毒性或成瘾性的中药制品。其实，新西兰境内有不少合格中成药制品进口商，而且都具有中药材料的进口资质，如果担心因入境携带药品产生不必要的麻烦，建议您携带国内“药方”在新西兰按照“药方”抓药最为妥当。

三、出境游药品黑名单要记清

1. OTC 感冒药

国内常见的一些药品，如白加黑、新康泰克等感冒药以及部分止痛药，因含有麻黄碱类成分（麻黄碱是制造冰毒等毒品的主要原料），在很多国家被禁止携带入境。在新西兰就发生过中国留学生携带感冒药“康泰克”入境，被判入狱的案例。除此之外，吗啡和士的宁（番木鳖碱）也可以用来制作毒品，因此药物组成中含有吗啡、士的宁等成分的中成药在一些国家也会被当做违禁药品。所以不要携带含有麻黄碱、吗啡和士的宁等成分的药品入境他国。

生活中常见的含违禁成分的药品有：

√ 含有麻黄碱类成分的中成药和西药，主要包括柴连口服液、鼻炎片、大活络丸、追风膏、复方川贝止咳糖浆、急支糖浆，以及各种感冒药如白加黑、康泰克、泰诺等。

√ 含有吗啡类成分的中成药，包括肠胃宁、咳喘宁、咳速停、克咳、小儿止泻灵等。

√ 含有士的宁成分的中成药，主要包括风湿关节炎片、骨刺胶囊、关节炎膏、颈腰康胶囊、胃尔康片、腰痛宁胶囊以及跌打万花油等。

2. 处方药

根据逗留时间，算好药品携带剂量。大部分国家允许旅客随身携带一定量的药品，不过对携带药品入境有诸多限制。几乎所有国家都不允许入境的旅客携带含有麻醉剂、安非他酮、巴比妥酸盐、镇静剂、生长激素、蛋白合成雄激素类固醇及红细胞生成素（简称 EPO）等产品。除此之外，各国对药品入境的具体规定还有所不同。

3. 中药

不要带含有动物或动物器官的中药材或中成药，如蝎子、蜈蚣、蟾蜍、水蛭、熊胆、蛇胆、蛇蜕、蝉蜕、鹿茸、麝香、牛角、龟甲、燕窝、牛黄、阿胶等。熊胆粉等中成药是指注册商标上标有“国药准字 Z”的药品，中成药在国内带上飞机并不会有太多限制，但在国外情况就不一样了。在一些国家，不少中成药属于违禁药品，如果携带中成药或是中药材入境会面临很大风险。

大多数植物性成分的中药，美国和加拿大允许其入境，但是含有动物性成分的中药极有可能被没收。在澳大利亚和新西兰，旅客不许携带中药材和中成药入境。在日本、韩国、泰国等亚洲国家，旅客不能携带含有违禁成分以及动物成分的中成药入境。英国规定含有动物成分的中成药、煲汤的药材都不允许入境。

在我国，旅客携带食品、药品出境也有严格规定。我国海关不允许携带麝香、蟾酥、虎骨、犀牛角、牛黄等中药材出境，但含有微量麝香、蟾酥的中药如麝香还阳膏、六神丸等可以放行。濒危和珍贵动物、植物及其种子和繁殖材料也不能携带出境。我国法律还规定，个人如要携带中药材、中成药出境，需向海关申报，前往港、澳、台地区，总值限人民币 150 元；前往国外，总值限人民币 300 元。

四、国外旅行就医需要注意以下两点

1. 确保自己或翻译能准确传达就诊信息

国外就医，免不了人生地不熟，因此去医院之前，建议带上生病期间服药的药盒，自己或翻译人员将病情（比如什么时候出现的不适、具体表现是什么、做了什么处理、病情变化及有无其他疾病的病史等）和用药情况（服药的剂量、次数、吃了几天，是否和其他药品或保健品一起服用等）提前翻译成当地语言。

2. 提前购买合适的境外旅游保险

出国旅游前，可根据身体状况、目的地的地理环境等，提前购买境外旅游保险。这样的话，即使旅途中生病，至少可以减少财产损失。

宁夏医科大学总医院：张鹏

内蒙古乌海市妇幼保健医院：孙永瑞

图书在版编目(CIP)数据

避免旅途变囧途：旅行必备药品清单 / 赵杰主编
. —北京：人民卫生出版社，2021. 10
ISBN 978-7-117-31244-8

Ⅰ. ①避… Ⅱ. ①赵… Ⅲ. ①药物 – 普及读物 Ⅳ.
①R98-49

中国版本图书馆 CIP 数据核字(2021)第 025388 号

避免旅途变囧途——旅行必备药品清单
Bimian Lütu Bian Jiongtu——Lüxing Bibei Yaopin Qingdan

主　　编：赵　杰
分册主编：王婧雯　张　鹏　王　旁　李东锋
出版发行：人民卫生出版社（中继线 010-59780011）
地　　址：北京市朝阳区潘家园南里 19 号
邮　　编：100021
E - mail：pmph @ pmph.com
购书热线：010-59787592　010-59787584　010-65264830
印　　刷：北京顶佳世纪印刷有限公司
经　　销：新华书店
开　　本：889 × 1194　1/24　　印张：3
字　　数：67 千字
版　　次：2021 年 10 月第 1 版
印　　次：2021 年 11 月第 1 次印刷
标准书号：ISBN 978-7-117-31244-8
定　　价：36.00 元
打击盗版举报电话：010-59787491　E-mail：WQ @ pmph.com
质量问题联系电话：010-59787234　E-mail：zhiliang @ pmph.com

55检